ro
ro
ro

W0193480

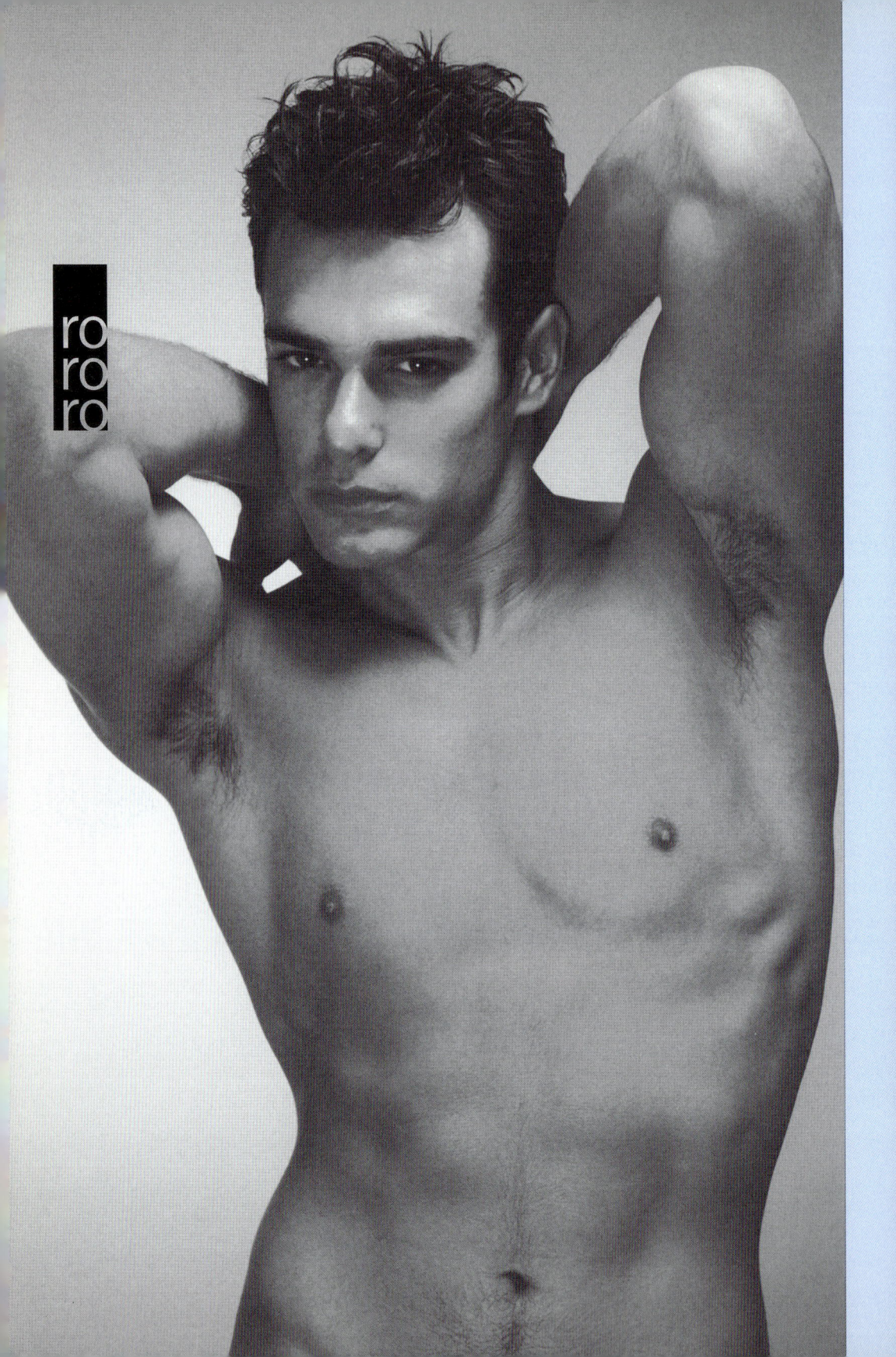

ro
ro
ro

Dr. Michael Dirk Prang

Men'sHealth

Das große Buch
der Männergesundheit

- *Beschwerden und Krankheiten sicher erkennen*
- *Erfolgreiche Behandlungsmethoden für Männer*
- *Richtig vorbeugen – länger leben*

Rowohlt Taschenbuch Verlag

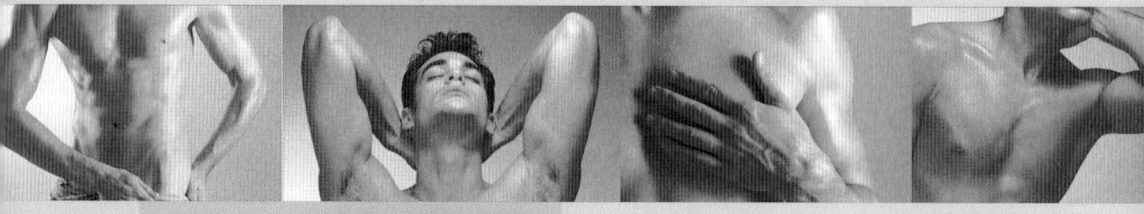

rororo Men'sHealth

Lektorat Bernd Gottwald

Originalausgabe | Redaktion Claudia Piras | Veröffentlicht im Rowohlt Taschenbuch Verlag GmbH, Reinbek bei Hamburg, Oktober 2003 | Copyright © 2003 by Rowohlt Taschenbuch Verlag GmbH, Reinbek bei Hamburg | Umschlaggestaltung any.way, Barbara Hanke/Cordula Schmidt | (Foto: Mauritius/Stock Image) | Fotos Innenteil: imagedj, photodisc | Satz Chantilly PostScript (QuarkXPress) bei KCS, Buchholz/Hamburg | Druck und Bindung Landesverlag Druckservice, Linz | Printed in Austria | ISBN 3 499 61518 5

Die Schreibweise entspricht den Regeln der neuen Rechtschreibung.

Inhalt

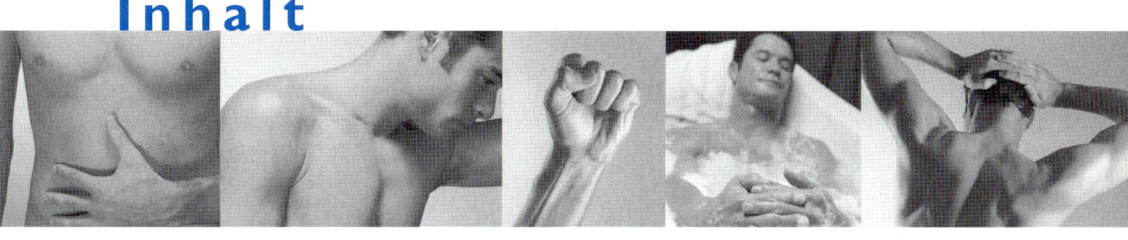

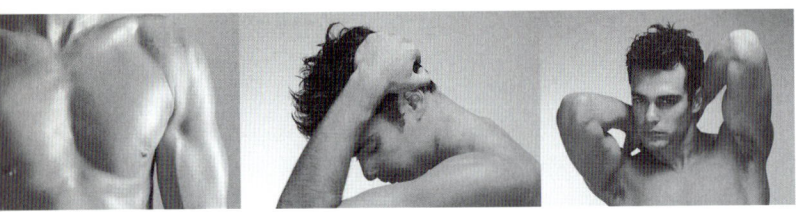

Männer ...

... sind grundsätzlich 35 Jahre alt, durchtrainiert, duschen morgens mit Eiswürfeln, verdienen mehr als 50 000 Euro netto, haben fünfmal die Woche Sex und eine süße, blonde Tochter, die mit großen Augen «Papiii!» jauchzt, wenn sein Cabrio in die kiesbedeckte Einfahrt der Stadtvilla rollt.

Und genau so soll es bleiben, ein ganzes Männerleben lang! Oder besser gesagt: sollte es.

Das medizinische Problem, mit dem wir Männer uns herumschlagen, ist ein doppeltes.

Es gilt unter Männern nicht eben als cool, sich liebevoll um den eigenen Körper zu kümmern, Veränderungen zu beobachten oder gar über Wehwehchen zu klagen. Im schlimmsten Fall führt diese Einstellung zu massiven Verdrängungen. «Männer fühlen sich kerngesund, bis sie tot umfallen», sagt der Psychologe und Sexualmediziner Uwe Hartmann von der Hochschule Hannover. Paradoxerweise widmen wir unseren Autos wesentlich mehr Zeit und Aufmerksamkeit: Das gute Stück wird gepflegt, gewartet und repariert, selbst den kleinsten Lackfehler nehmen wir sofort wahr. Aber was nutzt das schönste Auto, wenn unsere Hände bereits zum ewigen Gebet gefaltet sind?

Haben Männer Krankheiten, treffen sie auf Ärzte, die nur partiell darauf vorbereitet sind. Sicherlich: Grundlage und Maßgabe der Schulmedizin war jahrhundertelang der Mann (noch heute sterben Frauen am Herzinfarkt, weil Mediziner die speziellen weiblichen Symptome nicht richtig deuten). Aber die genaue Kenntnis des männlichen Hormonhaushalts, der typisch männlichen Lebensweise und der daraus resultierenden Störungen und Risiken ist noch relativ jung. Erst seit drei, vier Jahren fordern auch Verbände und Institutionen eine geschlechtsspezifische Medizin, die nun von den ersten «Männerärzten» tatsächlich praktiziert wird.

Dieses Buch ist ein «Männerarzt» auf Papier, es beschreibt die wichtigsten Gesundheitsprobleme, die uns bedrohen, vom Tinnitus bis zur Lebererkrankung. Die einzelnen Kapitel sagen Ihnen in leicht lesbarer Form,

- was das für eine Krankheit ist,
- welche Therapien zur Verfügung stehen
- und vor allem: wie Sie sich davor schützen können.

Jedes Kapitel ist von einem hochkarätigen Experten des jeweiligen Fachgebiets geprüft worden – die Informationen spiegeln also den letzten Stand der Forschung wider.

Sind Sie 35 Jahre alt und so ein Big Shot wie der Typ, den ich eingangs beschrieben habe? Nein? Ich auch nicht. Umso mehr kümmere ich mich um meinen Körper – weil es einfach Spaß macht, sich gesund und fit zu fühlen (und in genau diesem Zustand aus dem Cabrio zu steigen, klar doch).

Dr. Michael Dirk Prang

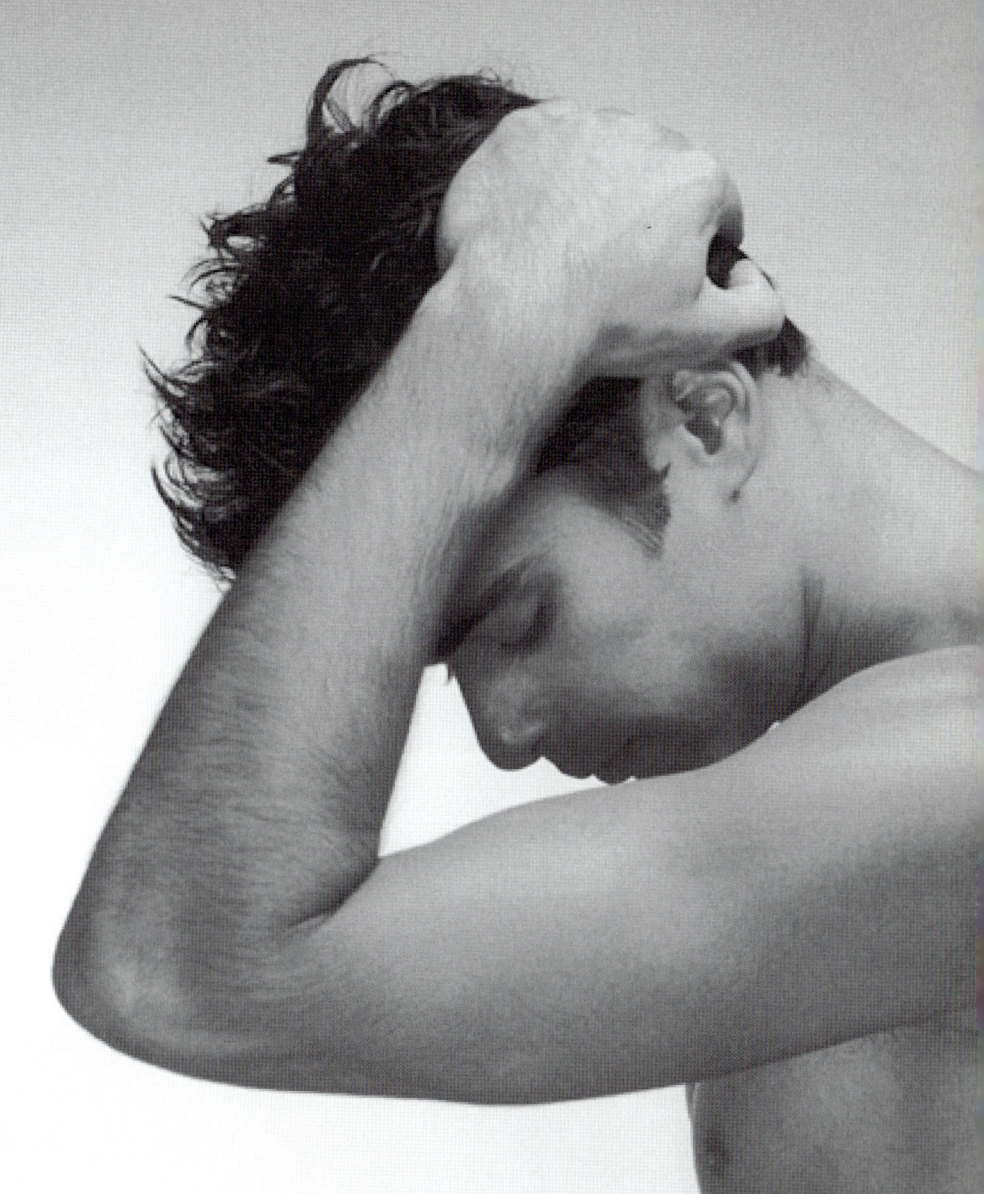

Haarausfall

Der Mann im Spiegel seiner Glatze

Die Männergeschichte hat ihre Tücken: Auf dem Weg vom Affen zum Homo sapiens entwickelten sich unsere Fähigkeiten immer weiter, nur das kuschelige Fell wurde immer löchriger. Wohin dies in ein paar Millionen Jahren führt, erklärt der Dermatologe Prof. Otto Braun-Falco: «Am Ende der Evolution steht der haarlose Mensch.»

Gut 15 Millionen deutsche Männer genießen schon jetzt die zweifelhafte Freude, sich wie das Endprodukt der Evolution zu fühlen, denn ihr Haupthaar wird sich demnächst vollständig verabschieden. Einziger, wenn auch schwacher Trost: Sie liegen damit voll im Trend – die Zahl der Kahlköpfe wächst stetig, und der Haarausfall beginnt zudem immer früher. Betroffen sind vor allem Westeuropäer, denn in unseren Breitengraden haben 60 Prozent der Männer über 20 Jahren Haarausfall. In Afrika fusselt nur jeder vierte Mann, in Asien gar nur jeder siebte.

Warum uns die Natur partout den Pelz über die Ohren ziehen will, hat die Wissenschaft noch nicht ganz klären können. Sicher aber ist: Männer, bei denen sich frühzeitig die Stirn lichtet, erleben dies oft als erhebliche psychische Belastung. Schließlich signalisiert ein voller Schopf Schönheit und Erfolg, ein junger Glatzkopf wirkt dagegen etwas sonderbar. Nicht zuletzt deshalb ist der Markt für Haarwuchsmittel, Haarverpflanzungen und Kunsthaar riesig. Wohl dem, der weiß, worauf er sich bei den angebotenen Behandlungen einlässt.

Wie Haare wachsen

Es klingt teuflisch, ist aber wahr: Haare sind Hörner. Sie entstehen durch Zellteilung, und zwar in den Wuchszentren am unteren Ende der Haarröhren (Haarfollikel). Die frischen Haarzellen drängen nach oben und schieben die alten Zellen weiter nach draußen. Knapp unterhalb der Hautoberfläche, im so genannten Haarschaft, werden die Zellen verhornt, also in Keratin (Eiweiß) umgewandelt. Auf jedem Quadratzentimeter Kopfhaut befinden sich gut 150 Haarfollikel.

Tiere haben periodischen Haarausfall, zum Beispiel, wenn das Sommer- das Winterfell ersetzt. Beim Menschen findet der Austausch ständig statt: Es sind immer einige Haare in der Wachstums- und andere in der Ruhephase. Nach der Ruhephase fällt das Haar aus und schwebt mausetot auf das Hemd herab oder bleibt im Kamm stecken. Sobald es abgesondert ist, bildet sich ein neues Haar. Die Wachstumsgeschwindigkeit der Haare beträgt 0,3 bis 0,5 Millimeter pro Tag. Im Schnitt haben wir 100 000 Haare auf dem Kopf. Normalerweise fallen 70 bis 100 davon pro Tag aus. Wenn über mehrere Wochen hinweg deutlich mehr Haare pro Tag das Zeitliche segnen, leidet der Betroffene womöglich unter einer organischen Erkrankung oder zu viel Stress.

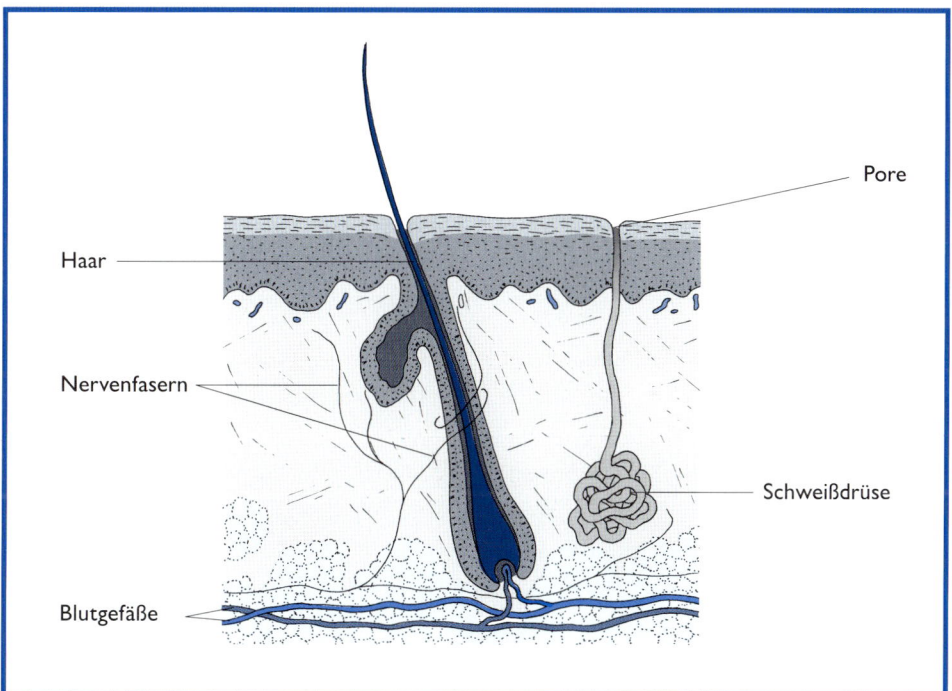

Warum sich Haare von Männern trennen

Mit Haaren ist es wie mit Partnerinnen: Es braucht viel Glück und guten Willen, damit man ein Leben lang zusammenbleibt. In vier von fünf Fällen gehen Männern die Haare aus, weil sie im Gen-Roulette eine Niete gezogen haben. Die Folge ist eine Überempfindlichkeit des Haarfollikels gegen das Sexualhormon Testosteron. Da Follikel und Testosteron durch den Blutkreislauf zwangsläufig aneinander ge-

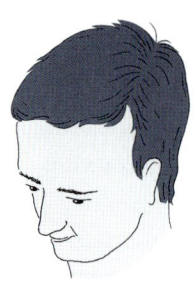 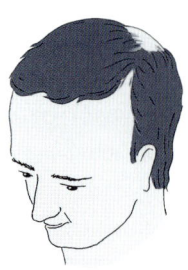 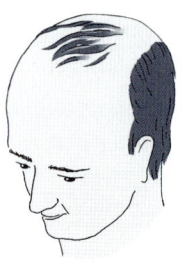 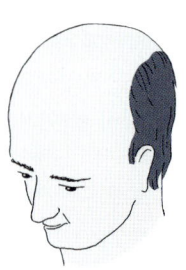

1. Stadium
Der Haaransatz
weicht zurück
(Geheimratsecken)

2. Stadium
Das Haar am
Hinterkopf lichtet
sich (Tonsur)

3. Stadium
Geheimratsecken
und Tonsur laufen
zusammen

4. Stadium
Es bildet sich
eine Glatze

raten, ist der GAU programmiert: Der Follikel stirbt ab, und zwar in Raten. Als Teenager hat der Betroffene meist noch reichlich Haare auf dem Kopf, aber von seinem 20. Lebensjahr an wandert der Haaransatz an der Stirn immer weiter zurück, außerdem bilden sich Geheimratsecken. Zwischen dem 30. und 45. Lebensjahr passiert nicht allzu viel, dann aber tauchen die ersten Kahlstellen am Hinterkopf auf. Mediziner bezeichnen diese Form des Haarausfalls als androgenetische Alopezie.

Wesentlich mysteriöser ist der kreisrunde Haarausfall (Alopecia areata). Er tritt bei Männern und Frauen auf, gleich, welchen Alters. Wissenschaftler nehmen an, dass eine Fehlsteuerung des Immunsystems zugrunde liegt. Gesichert ist bis jetzt aber nur die Symptomatik: Die Haarwurzeln entzünden sich, und die Haare gehen an einer oder mehreren Stellen des Kopfes kreisrund aus, es bilden sich regelrechte Hautinseln. Der weitere Verlauf ist so offen wie eine Partie «Mensch ärgere dich nicht»: Bei vielen Betroffenen wachsen die Inseln – auch ohne Behandlung – nach einem Jahr wieder zu. Bei anderen entstehen immer mehr Inseln, Pechvögel verlieren ihre gesamte Körperbehaarung.

Der so genannte diffuse Haarausfall ist oft auf eine Erkrankung der Kopfhaut zurückzuführen. Juckende Ekzeme oder auch ein schlichter Sonnenbrand können dem schönsten Schopf den Garaus machen, stark fettende Haare oder Schuppen beschleunigen den Prozess. Hier ist in jedem Fall ein Besuch beim Hautarzt angesagt. Der diffuse Haarausfall kann aber auch durch Stress, falsche Ernährung oder andere Ursachen bedingt sein:

Hohes Fieber

Symptome: Rund zehn Wochen nach einer Grippe (um nur ein Beispiel zu nennen) rieseln die Haare wie Schnee vom Kopf.

Ursachen: Körpertemperaturen über 39 °C können die empfindlichen Haarfollikel so schädigen, dass die Haare ausfallen. Die gute Nachricht: Die Haarfollikel erholen sich wieder.

Therapie: Eine Behandlung ist meist nicht nötig. Der Haarausfall stoppt nach rund zwei Monaten.

Eisenmangel

Symptome: Neben Haarausfall Niedergeschlagenheit, blasse Haut und Blutarmut.

Ursachen: Einseitige Ernährung (Vegetarier), Blutverlust durch Krankheiten oder Unfälle.

Therapie: Termin beim Arzt machen und Ursache für den Eisenmangel klären. Vegetarier müssen meist ihre Ernährung umstellen und wenigstens ab und zu in ein totes Tier beißen, auch Eisentabletten können helfen. Ist der Mangel beseitigt, sprießen die Hörner auch wieder.

Vitamin-A-Überdosis

Symptome: Neben Haarausfall trockener Mund, Muskel- und Kopfschmerzen, Übelkeit sowie trockene und schuppige Haut.

Ursachen: Der Körper wird mit mehr als 50 000 IE Vitamin A täglich überschwemmt. Oft werfen die Betroffenen zu viele Vitamintabletten ein.

Therapie: Nach Absprache mit dem Arzt die Vitamin-A-haltigen Präparate absetzen.

Schilddrüsenfehlfunktion

Symptome: Neben Haarausfall Müdigkeit, aber auch Unruhe, Nervosität, Gewichtsveränderungen, Verstopfung, Durchfall, häufiges Frieren oder Schwitzen.

Ursachen: Über- oder Unterfunktion der Schilddrüse.

Therapie: Stellt der Arzt eine Fehlfunktion der Schilddrüse fest, verabreicht er seinem Patienten Hormonpillen, die den Überschuss oder Mangel wieder ausgleichen.

Falsche Diäten

Symptome: Das Haar ist glanzlos und fällt aus, unter Umständen bilden sich verstärkt Schuppen.

Ursachen: Hungert der Mensch, hungern auch seine Haare. Bei einer unausgewogenen Diät bekommen die Haare über einen längeren Zeitraum zu wenig Eiweiß, Vitamine und Spurenelemente.

Therapie: Das Ziel muss lauten: schlank und haarig – nicht schlank und glatzig. Also sollte man die sinnlose Hungerkur schlicht abbrechen und wieder ausreichend Eiweiß, Vitamine und Spurenelemente zu sich nehmen.

So wird Haarausfall untersucht

Um festzustellen, ob der Haarausfall krankhaft ist oder nicht, fragt der Hautarzt zunächst nach genetischen Belastungen (Hat Vati eine Glatze?) und untersucht die Kopfhaut auf Ekzeme und Entzündungen. Wenn nötig, macht er außerdem eine Reihe von Bluttests, um etwa herauszufinden, ob die Schilddrüse erkrankt ist, ob Entzündungen im Körper vorliegen oder er zu wenig Mineralstoffe und Spurenelemente gespeichert hat. «Die Tatsache, dass die Haarwurzeln überempfindlich auf männliche Hormone reagieren, ist nicht aus dem Blut zu erkennen», sagt der Hamburger Hautarzt und Haarspezialist Dr. Frank-Matthias Schaart, «hierfür sind andere Untersuchungen erforderlich.» Früher erstellte der Hautarzt ein Trichogramm (Haarwurzelstatus). Nach einer Woche Haarwaschverbot entnahm er mit Gewalt und einer speziellen Klemme zwei Büschel mit jeweils 50 bis 70 Haaren von Vorder- und Hinterkopf und betrachtete sie unter dem Mikroskop.

Heute wird von den auf Haarausfall spezialisierten Ärzten oft auch das computergestützte Foto-Trichogramm angeboten. Hierzu werden an zwei Stellen der Kopfhaut fingernagelgroße Areale rasiert und drei Tage später mit einer hoch auflösenden Videokamera Aufnahmen gemacht. Der Computer berechnet dann die Anzahl der Haare pro Quadratzentimeter, die Dicke der einzelnen Haare sowie die Wachstumsgeschwindigkeit. Außerdem lässt sich das Phasenverhältnis bestimmen: Normalerweise sind 85 Prozent der Haare in der Wachstumsphase, rund ein Prozent in der Übergangsphase und der Rest in der Ruhephase. Wenn dieses Verhältnis deutlich aus den Fugen geraten ist, wird der Haarausfall krankhaft sein. Meist ermöglichen Labortest und Foto-Trichogramm eine klare Diagnose, sodass gezielt gegen die Ursache des Haarausfalls vorgegangen werden kann.

Therapien gegen Haarausfall – Vorsicht, Scharlatane!

Wenn sich Männer in ihrer Männlichkeit getroffen fühlen, neigen sie zu irrationalen Aktionen. Und davon ernährt sich beim Thema Haarausfall eine ganze Industrie, die mit dubiosen Pillen und Tinkturen, unprofessionellen Haarapplikationen und kosmetischen Operationen die Betroffenen ausnimmt. Seien Sie vorsichtig, sonst sind Sie nicht nur Ihre Haare, sondern auch Ihr Geld los. Der Rat Ihres Hautarztes ist allemal ernster zu nehmen als die «Glatze-weg-in-fünf-Minuten»-Anzeigen in den Boulevardblättern.

Die Therapie des Haarausfalls muss sich selbstverständlich nach den Ursachen richten: Wer stressbedingten kreisrunden Haarausfall hat, sollte seinen Lebensstil ändern, wem nur Vitamine und Spurenelemente fehlen, nimmt entsprechende Präparate. In 80 Prozent aller Fälle ist aber die Genmixtur schuld an der neuen Nacktigkeit, und den Genen ist vorerst nicht beizukommen. Allerdings gibt es Präparate, die den Haarausfall verzögern oder sogar neues Wachstum stimulieren können.

Zum Beispiel hat sich die Substanz 17-beta-Estradiol als wirksam erwiesen. Der Pferdefuß: 17-beta-Estradiol ist ein Östrogen, also ein weibliches Geschlechtshormon. Wenn zu viel davon in den Blutkreislauf gerät, entwickeln Männer weibliche Brustformen sowie Impotenz – und das kann nicht Zweck der Übung sein. Es gibt allerdings eine Variante des Estradiols (auch als 17-alpha-Östradiol bekannt), die sich direkt auf der Kopfhaut anwenden lässt und keine Nebenwirkungen hat. Das Präparat hemmt den Einfluss des Testosterons auf die Haarwurzeln. Der erblich bedingte Haarausfall kann sich dadurch verlangsamen.

Auch der Wirkstoff Aminexil wird äußerlich aufgetragen. Er hemmt die Bildung von Bindegewebe, das Blut kann wieder besser durch die Haarwurzeln strömen und sie mit Nährstoffen füttern. Doch auch dieser Wirkstoff ist kein Wundermittel: Erstens ist die Wirksamkeit bezüglich des Nachwachsens begrenzt, zweitens tritt eine Verdickung des Bindegewebes erst in fortgeschritteneren Stadien der androgenetischen Alopezie auf. Im Klartext: Ist die Glatze erst mal da, weiß niemand, ob und was sich davon noch wegzaubern lässt.

Der Wirkstoff Minoxidil wurde eigentlich für die Behandlung von Bluthochdruck entwickelt, doch dann waren die Nebenwirkungen interessanter: Den Probanden wuchsen wieder Haare, und zwar nicht unerheblich! Der Grund dafür ist bis heute nicht bekannt. Klar ist aber: Wer das Präparat, das als alkoholische Lösung in dic Lichtungen der Haarpracht einmassiert werden soll, absetzt, verliert allmählich auch die nachgewachsenen Haare wieder.

Der Wirkstoff Finasterid wird gegen die gutartige Vergrößerung der Prostata eingesetzt und wirkt ähnlich wie Estradiol: Er blockiert gezielt den Einfluss von Testosteron auf die Prostata – und auf die Kopfhaut. Hierdurch kommt es zu einem in manchen Fällen erstaunlichen Neuwachstum von Haaren auch auf bereits blankem Kopf. Obwohl die Substanz als Tablette eingenommen werden muss, hat sie kaum Auswirkungen auf den übrigen Körper. Dennoch klagen einige Männer über Lustlosigkeit und Impotenz. Und welcher Frau nützt der haarigste Latin Lover, wenn er im Bett nur Günter Grass lesen will?

Die hier beschriebenen Wirkstoffe sind nur eine kleine Auswahl dessen, was sich in Apotheken und im Internet finden lässt. Bevor Sie jedoch zur Pille greifen, sollten Sie sich die folgenden drei Grundsätze ins Gedächtnis rufen:

- Nie Haarwuchsmittel ohne Absprache mit dem Arzt schlucken oder einmassieren!
- Stets die Kosten bedenken, die sind unter Umständen immens, wenn die Kasse nicht zahlt!
- Der Erfolg ist nicht voraussagbar, und Nebenwirkungen sind nicht immer auszuschließen!

Dr. Schaart ist mit dem Erfolg der eingesetzten Präparate zwar zufrieden, warnt aber vor überzogenen Erwartungen: «Insbesondere mit Finasterid und Minoxidil gibt es heute wirksame Mittel gegen Haarausfall. *Das* Wundermittel ist hier aber auch noch nicht dabei!» Hätte ein Pharma-Unternehmen tatsächlich einen Zaubertrank gegen den Kahlschlag in der Hand, würde die Welt wohl eine zweite Erfolgsstory à la Pfizer (dem Hersteller von Viagra) erleben. «Hätte» und «würde» – wie gesagt.

Sind Glatzköpfe die besseren Liebhaber?

Seit ewigen Zeiten hält sich das Gerücht, Glatzköpfe seien Stiere im Bett, weil sie ihre Männlichkeit nicht für das Haarwachstum verschwenden, sondern in steckensteife Erektionen investieren würden. Wissenschaftlich gesehen ist dies purer Nonsense. Der Irrglaube mag daher rühren, dass glatzköpfige Männer zum Teil viriler wirken als knittrige Dünnhaarträger oder verschmuste Wuschelköpfe. Und das bedeutet: Männer mit Haarausfall sind nicht zwangsläufig unattraktiv!

Perücken – und solche, die nicht verrücken

Medikamente helfen nur, wenn auf dem Haupt noch etwas wächst. Blinkt bereits die Sonne auf dem Schädel, sind kosmetische Maßnahmen an der Reihe. Die wichtigste ist die Haartransplantation. Da es inzwischen eine unüberschaubare Vielfalt von chirurgischen Methoden gibt, von der Verpflanzung ganzer Hautlappen bis zur Verkleinerung der Glatze durch die Entfernung kahler Hautstückchen, sollten Sie sich ausführlich von Selbsthilfegruppen und Hautärzten beraten lassen, bevor Sie sich unters Messer legen.

Eine «Behaarungstechnik», die sich etabliert und bewährt hat, ist die Mini-und-Micro-Graft-Methode. Der Operateur fräst dabei mit einem Mikroskalpell oder Laser winzig kleine Löcher in die Kopfhaut. Dort setzt er Kleinsttransplantate ein, die so genannten Micro-Grafts (Durchmesser 0,7 bis 1,2 Millimeter). Sie bestehen aus zwei Haarwurzeln. Mit den Micro-Grafts baut der Operateur einen Haaransatz, dahinter pflanzt er die Mini-Grafts ein (Kleintransplantate mit drei bis fünf Haarwurzeln). So «bepflanzt» er nach und nach die blanke Kugel. Die Haarinselchen wurden zuvor am Hinterkopf entnommen, die Entnahmestellen zugenäht.

Jede Operation dauert etwa anderthalb Stunden, der Haarchirurg verpflanzt dabei zwischen 200 und 500 Transplantate. Wünscht sich der Mann volles Haar, sind zwei bis drei Behandlungen nötig, auf keinen Fall sollte alles auf einmal transplantiert werden. Wichtig ist auch, dass der Operateur sehr erfahren und kunstfertig ist, denn er darf die Haarwurzeln der Transplantate nicht beschädigen und muss die Löcher in einem bestimmten Neigungswinkel fräsen können, weil dem Träger die Haare sonst buchstäblich «zu Berge stehen». Diese Präzisionsarbeit hat ihren Preis: Je nach Transplantationsvolumen 3 000 bis 8 000 Euro, die Krankenkassen beteiligen sich in der Regel nicht.

Neben der Haartransplantation gibt es die Möglichkeit der Haarimplantation – die meisten Ärzte halten diese Methode jedoch für nicht sinnvoll. Bei der Implantation setzt der Chirurg Kunsthaare aus Polyetheramid mit einer Spezialnadel in die Kopfhaut ein. Die höchst problematischen Nachteile: Die Kopfhaut entzündet sich leicht, da das Kunsthaar ein Fremdkörper ist, und der Plastikschopf fällt auch schnell wieder aus. Außerdem braucht man einen Spezialfriseur, um die künstlichen Haare zu pflegen. Kurzum: Die Implantation ist keine echte Alternative zur Transplantation.

Einfacher, schneller und billiger als jede Operation ist der Kauf von Zweithaar, das die fehlende Pracht kaschiert. Wenn Sie nur eine Teilglatze haben, reicht ein Toupet aus, wenn der gesamte Kopf bedeckt werden muss, ist eine Perücke fällig. Schwachstelle bei beiden Konstruktionen ist die Befestigung. Aber die Technik ist hier weit fortgeschritten: Es gibt die Möglichkeit, Perücken und Toupets auf die Kopfhaut zu kleben, sie an das noch vorhandene Resthaar anzuklammern oder Erst- und Zweithaar miteinander zu verweben (Hairweaving). Ein gut gemachtes und gepflegtes Zweithaar ist heutzutage auch für den Kenner kaum als solches identifizierbar und hat schon so manchen harten Eier- in einen Wuschelkopf verwandelt. Man kann damit auch schwimmen gehen oder Fahrrad fahren, ohne vor plötzlicher Blöße Angst haben zu müssen.

Vorbeugung:
So tun Sie Ihrem Haar Gutes

Es gibt keine Möglichkeit, sich vollständig gegen Haarausfall abzusichern, aber man kann durchaus ein paar Risiken verringern.

Ernähren Sie Ihre Haare vernünftig

Haarwurzeln sind Diven, sie wollen besonders gut durchblutet und ernährt werden. Lassen Sie daher die Finger von Diäten, bei denen Sie weniger als 1000 Kalorien täglich zu sich nehmen – wenn Sie hungern, hungert auch Ihr Haar und fällt womöglich aus. Achten Sie vielmehr darauf, dass Sie ausreichend Eisen, Zink und Vitamine abbekommen. Die mediterrane Küche mit viel Fisch, Gemüse und Obst eignet sich dafür besonders gut, Orangen enthalten reichlich Vitamin H (Biotin), das das Haarwachstum fördert. Vermeiden Sie es andererseits, sich mit fettreicher Nahrung zu mästen, denn das führt leicht zu einem erhöhten Cholesterinspiegel und Arterienverkalkung. Auf diese Erkrankung reagieren die empfindlichen Haarwurzeln ebenso selbstmörderisch wie die Herzkranzgefäße. Leider ist dieser Zusammenhang in der Statistik bereits unübersehbar. «Kahlköpfige Männer erleiden dreimal so häufig einen Herzinfarkt wie Männer mit vollem Haar», sagt Dr. Peter Proctor, Hautarzt aus Huston, Texas.

Vermeiden Sie Stress

Chronischer Stress ist ein Kahlschlagprogramm – für Ihre Lebensfreude und für Ihr Haupthaar. Es weiß zwar niemand genau, warum seelisch belastete Menschen plötzlich zu fusseln beginnen, aber jeder kann feststellen, dass dies der Fall ist. Wahrscheinlich sind es die Abbauprodukte von Adrenalin und Cortisol, welche ähnlich wie Testosteron die Haarwurzeln angreifen und damit das Haar aus der Wurzel stoßen. «Bei starker Stressbelastung beobachten wir häufig den ‹neurotischen Haarausfall›», sagt Professor Rolf-Dieter Hesch, Hormonexperte aus Konstanz. Überdurchschnittlich oft davon betroffen sind Manager, die eine berufliche Krise bewältigen oder eine besondere Herausforderung meistern müssen. Die gute Nachricht lautet: Stressbedingter Haarausfall ist nur vorübergehend, wenn sich die Lage entspannt, wächst das Gemüse auch wieder. Yoga, autogenes Training und andere Entspannungsübungen können helfen, den Stresspegel dauerhaft zu senken.

Überprüfen Sie Ihre Medikamente

Kein Mensch liest sich die Beipackzettel von Medikamenten immer gründlich durch. Und selbst wenn, wäre die Gefahr oft nicht ohne weiteres zu entdecken. Denn unter der Rubrik «Nebenwirkungen» steht in der Regel nicht «Haarausfall», sondern «Effluvium» oder «Alopezie» – was nur die medizinischen Fachwörter dafür sind. Folgende Medikamente können Haarausfall auslösen:

- Gichtmittel (Allopurinol)
- Vitamine (Vitamin A, Retinol)
- Schilddrüsenmittel (Thiamazol)
- Blutverdünner (Heparin, Cumarin)
- Blutfettsenker (Clofibrat)
- Krampflöser (Carbamazepin)
- Hormone (Danazol, Testosteron)
- Säureblocker (Cimetidin)
- Blutdrucksenker (Beta-Blocker, ACE-Hemmer)
- Antikrebsmedikamente (Zytostatika)

Wenn Sie solche Medikamente nehmen und zugleich verstärkten Haarausfall beobachten (mehr als 100 Haare pro Tag), sollten Sie mit Ihrem Arzt darüber sprechen. Keinesfalls die Medikamente eigenmächtig absetzen!

Warum nicht eine Glatze tragen?

Viele Männer haben ein massives Problem, wenn ihnen die Haare ausfallen – sie fühlen sich in ihrer Männlichkeit schwer getroffen. Mitunter ist es dann ratsam, eine Psychotherapie anzufangen. Andere machen aus der Not eine Tugend und erheben ihre Glatze zum Markenzeichen – wie zum Beispiel der französische Torwart Fabien Barthez bei der Fußballweltmeisterschaft 1998. Barthez begann kein einziges Spiel der WM, ohne sich von seinen Mannschaftskameraden die Glatze küssen zu lassen. Und ob es nun an diesem Ritual lag oder nicht, die Franzosen verloren auch keins.

Prostatakrebs

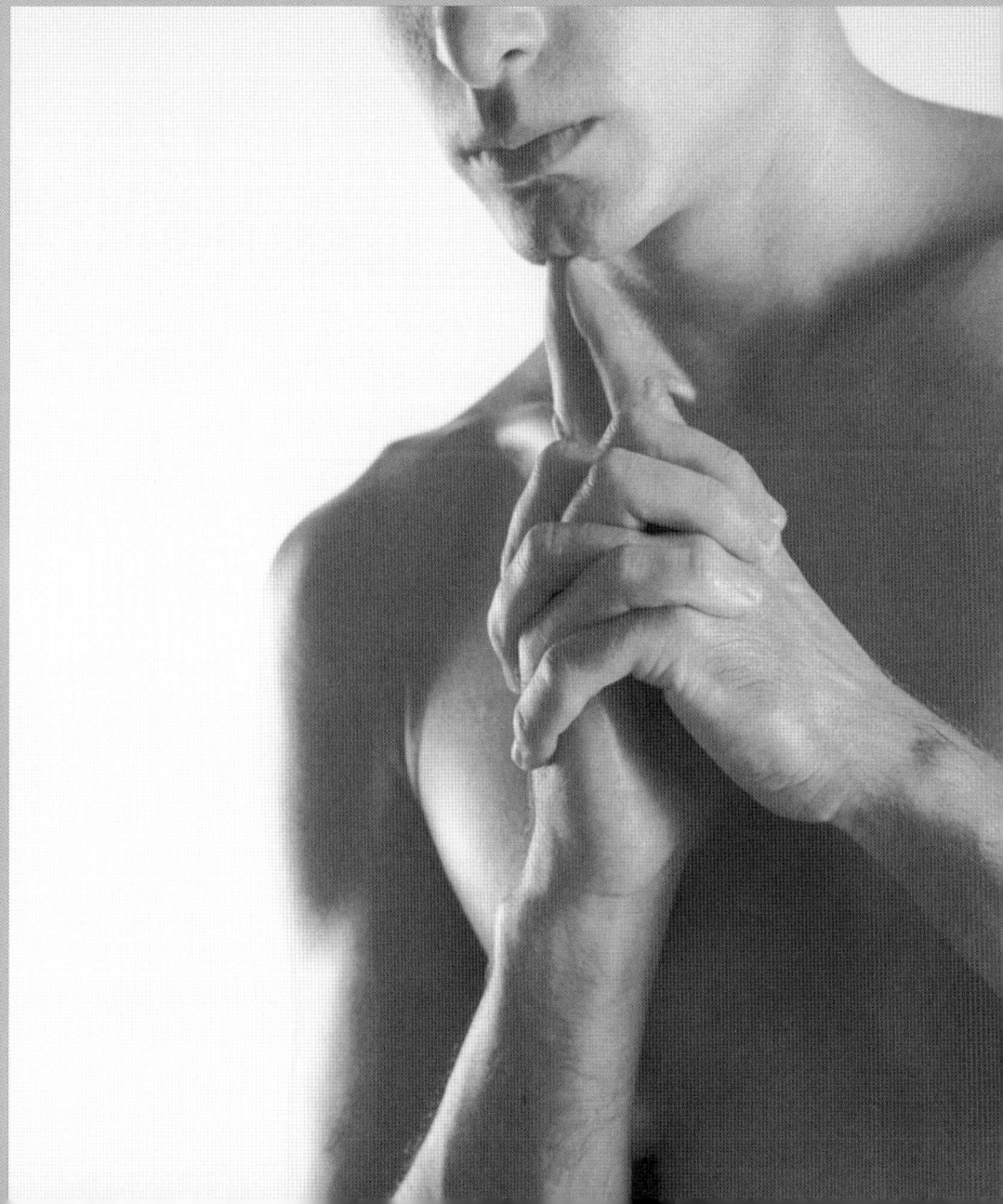

Es geht ans Eingemachte

Pablo Picasso, François Mitterrand, Roger Moore – Prostatakrebs macht vor niemandem halt. Allein in Deutschland erkranken jedes Jahr bis zu 35 000 Männer. Im schlimmsten Fall droht ihnen der GAU des Intimlebens: Impotenz und Inkontinenz. Prostatakrebs geht ans Eingemachte.

Die Erkrankung ist heimtückisch, denn der Krebs wuchert langsam, über Jahre hinweg. Die Betroffenen bemerken zunächst nichts, später treten Störungen auf, die man(n) aber nicht unbedingt ernst nimmt: häufiger Harndrang etwa. Umso wichtiger ist es, dass Sie regelmäßig zur Vorsorgeuntersuchung gehen – und vor allem sich selbst genau beobachten.

Ist Ihre Prostata gesund?

	ja	nein
Haben Sie Schmerzen bei der Ejakulation?		
Haben Sie Schmerzen beim Wasserlassen?		
Müssen Sie häufiger als siebenmal pro Tag auf die Toilette?		
Spüren Sie Schmerzen in der Leiste oder am Damm?		
Haben Sie beim Pinkeln Startprobleme, müssen Sie «drücken»?		
Ist Ihr Harnstrahl schwach, bricht er gelegentlich ab?		
Haben Sie das Gefühl, dass sich Ihre Blase beim Wasserlassen nicht ganz leert?		
Müssen Sie auch nachts oft raus?		

Wenn Sie zwei Fragen oder mehr mit Ja beantwortet haben, sollten Sie umgehend mit Ihrem Arzt sprechen. Scheuen Sie sich nicht vor den Untersuchungen: Fast jedes Prostata-Problem ist heilbar, wenn es frühzeitig erkannt wird. Haben Sie bereits Becken- und Knochenschmerzen, ist es aber womöglich zu spät: Diese Symptome deuten darauf hin, dass der Tumor die Prostatakapsel durchbrochen und Metastasen gebildet hat.

Wie funktioniert die Prostata?

Die Prostata ist so groß wie eine Kastanie und nur ungefähr 20 Gramm schwer. Sie liegt im Becken, direkt unter der Harnblase. In ihrem Inneren laufen Samenleiter und Harnröhre zusammen, um die Prostata herum liegt hoch empfindliches Nervengewebe, das die Erektion steuert.

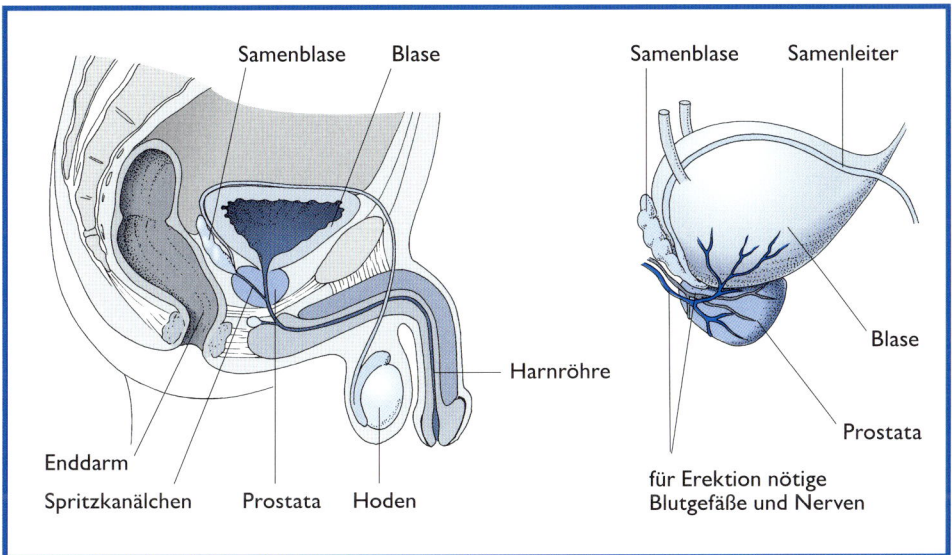

Bei einer Ejakulation steuert die Prostata die Schließmuskeln, damit sich Urin und Samen nicht vermischen. Außerdem versorgt sie die vorbeifließenden Spermien mit einem milchigen Sekret, einem «Powerdrink», der mehr als 30 verschiedene Enzyme und Nährstoffe enthält, darunter Zink, die Vitamine C und B$_{12}$, Magnesium, Calcium, Kupfer und Fructose. Davon ernähren sich die Spermien auf ihrem Weg zum Ei. Last, but not least enthält das Sekret einen chemischen Türöffner (Prostaglandin), der es den Spermien erleichtert, in den Gebärmutterhals einzudringen. Ohne Prostatasekret keine Befruchtung, so einfach ist die Gleichung.

Eine gesunde Prostata ist prall und elastisch und von einer festen Kapsel umgeben. Ein Tumor wächst zunächst innerhalb der Kapsel und drückt im Verlauf der Erkrankung die Harnröhre zu – daher die typischen Probleme beim Wasserlassen. Mit etwas Glück diagnostiziert der Arzt jedoch keinen Krebs, sondern nur eine gutartige Geschwulst.

Adenome: gutartige Wucherungen an der Prostata

Im Alter «knirscht» es fast überall, nicht zuletzt in der Prostata: Jenseits des 65. Lebensjahres entwickelt jeder dritte Mann ein behandlungsbedürftiges Prostata-Adenom. Die Therapie verläuft meist in zwei Etappen: Zunächst versucht der Arzt, die Symptome mit Medikamenten (Phytopharmaka, Alpha-Blocker etc.) zu lindern und das Gewebe chemisch «zurückzustutzen». Gelingt dies nicht, steht eine kleine OP an: Der Arzt führt ein Endoskop mit einer Schneidevorrichtung in die Harnröhre ein und schält das kranke Gewebe aus. Es ist auch möglich, das überschüssige Gewebe mit Laser oder Mikrowelle zu verschmoren. Ärgerlichste Nebenwirkung: Bei 85 Prozent der Männer ist die Prostata nach der OP so geschädigt, dass sie kein Sekret mehr produzieren kann. Zwar sind eine Erektion und ein vergleichsweise «trockener» Orgasmus noch möglich, eine Befruchtung der Partnerin jedoch nicht mehr.

Ursachen für Prostatakrebs

Bei Männern ist die Prostata nach der Lunge das Organ, das am häufigsten von Krebs befallen wird. Die Ursachen sind bislang noch nicht vollständig erforscht. Allerdings lassen sich Risikofaktoren nennen, die die Erkrankung begünstigen. Die wichtigsten sind:

- fettreiche und faserarme Nahrung, wie sie in westlichen Industriestaaten üblich ist. Nicht zuletzt der Prostata zuliebe sollte man viel Gemüse (vor allem Tomaten) Obst, Sojaprodukte und Fisch essen;
- eine erbliche Vorbelastung. Wenn Eltern oder Verwandte an Prostatakrebs erkrankt sind, steigt auch für die nachfolgende Generation das Risiko;
- eine Schadstoffbelastung am Arbeitsplatz. Insbesondere Cadmium, das zum Beispiel in den Werkshallen der Gummi-Industrie häufig zu finden ist, scheint die Tumorbildung zu fördern.

Vor allem Männer jenseits ihres 60. Lebensjahres können von Prostatakrebs betroffen sein. Das ist einerseits «tröstlich», weil diese Gruppe die Familiengründung meist schon hinter sich hat. Andererseits ist die Statistik heimtückisch, denn sie lässt junge Männer glauben, Prostatakrebs sei ein «Rentner-Problem».

Vorsorgeuntersuchungen

Zum Urologen gehen? Sich einen Finger in den Hintern stecken lassen? «Für viele ist das ein Tabu», sagt Dr. Patricia Jacobi-Nolde, Urologin in Alzey. «Nur sieben bis zwölf Prozent der Männer kommen zur Vorsorgeuntersuchung – da schlackert man als Arzt mit den Ohren.» Gehen Sie also hin! Ab 50 einmal jährlich, wenn Sie erblich vorbelastet sind, schon ab 45! Dann haben Sie und Ihr Arzt eine Sorge weniger. Der Urologe wendet bei der Vorsorgeuntersuchung gewöhnlich zwei Methoden an:

Tastbefund

Meist wächst ein Tumor im hinteren Teil der Prostata und lässt sich daher über den Darm ertasten. Bei der Untersuchung streift sich der Arzt einen Handschuh über, nimmt etwas Gleitmittel und führt seinen Zeigefinger in den After ein. Wenn er auf Höhe der Prostata verhärtetes Gewebe fühlen kann, liegt möglicherweise eine Erkrankung vor.

Messung der PSA-Werte

Einer der Stoffe, aus denen das Prostatasekret besteht, ist das Glykoprotein PSA. Da Tumorzellen ebenfalls PSA produzieren, lässt sich bei einer Erkrankung ein erhöhter Gehalt im Blut messen. Werte bis zu 4,0 ng/ml gelten als normal, höhere Werte sind verdächtig. Die PSA-Messung ist dem Tastbefund überlegen, weil sie einen möglichen Tumorbefall anzeigt, bevor sich die Verhärtung erfühlen lässt. Dennoch gehört sie – trotz zahlloser Proteste der Urologen – noch nicht zum Vorsorgekatalog der Krankenkassen. Die Kosten muss der Patient selbst tragen.
Sind der Tastbefund oder die PSA-Werte auffällig, entnimmt der Arzt Gewebeproben aus der Prostata und lässt sie untersuchen. Sollte sich der Verdacht auf Prostatakrebs erhärten, ist eine Reihe weiterer Tests fällig, um zu klären, ob der Tumor noch auf die Prostata begrenzt ist oder bereits in Gewebe und Knochen gestreut hat.

Die Therapie von Prostatakrebs

Für Prostatakrebs gibt es zahlreiche Therapien – schulmedizinische, alternative und experimentelle. Nur eine Chemotherapie existiert nicht, weil noch keine passenden Wirkstoffe gefunden wurden. Entscheidend für die Auswahl der richtigen Methode sind Alter, Allgemeinzustand, Krankheitsstadium und Risikobereitschaft des Betroffenen. In jedem Fall sollte sich der Patient zunächst gründlich mit seinem Urologen und seinem Lebensgefährten beraten. «Das braucht Zeit», sagt Jacobi-Nolde, die in ihrer Praxis schon Hunderte von Fällen erlebt hat.

Watchful Waiting (Beobachten und abwarten)

Diagnose: Der Tumor ist klein, auf die Prostata beschränkt und nicht aggressiv. Seine Lage und Größe lassen sich gut kontrollieren.

Therapie: Der Arzt greift nicht ein, weder operativ noch mit Medikamenten, er nimmt nur Kontrolluntersuchungen vor.

Patientengruppe: Das «Watchful Waiting» kommt vor allem für sehr alte Männer in Frage, die eine Lebenserwartung von weniger als zehn Jahren haben. Da das Prostata-Karzinom nur sehr langsam wächst, gefährdet es diese Männer wahrscheinlich nicht mehr.

Vor- und Nachteile: Die herkömmlichen Prostata-Behandlungen können das Intimleben eines Mannes ruinieren. Unternimmt der Arzt nichts, bleibt erst mal alles wie gehabt. Sollte sich das Krankheitsbild verschlechtern, kann der Urologe immer noch eingreifen. Das Problem: Nur wenige Männer sind so nervenstark, sich auf das Nichtstun einzulassen. Für die Ärzte gilt übrigens dasselbe. «Es besteht das Risiko, dass eine verzögerte Behandlung die Überlebenschancen des Betroffenen verschlechtert. Deswegen haben auch viele Urologen Bedenken gegenüber dem ‹Watchful Waiting›», sagt Prof. Dr. Bernd Schmitz-Dräger, leitender Urologe an der EuromedClinic in Fürth.

Radikale Prostatektomie (Entfernung der Prostata)

Diagnose: Der Tumor ist auf die Prostata begrenzt.

Therapie: Der Chirurg entfernt die gesamte Prostata sowie die Samenblasen, einen Teil der Samenleiter und die anliegenden Lymphknoten. Der Patient muss bis zu drei Wochen in der Klinik bleiben.

Patientengruppe: Die radikale Prostatektomie lohnt sich nur bei Männern, die eine Lebenserwartung von mindestens 15 Jahren haben. Da die OP unfruchtbar macht, weil das Sekret für die Ejakulation nicht mehr produziert werden kann, sollten Familienträume schon abgehakt sein.

Vor- und Nachteile: Bei der OP werden die Teile der Prostata, die die Schließmuskeln kontrollieren, zwangsläufig irritiert, wenn nicht gar beschädigt. Die Patienten sind deswegen zunächst inkontinent. Durch die natürliche Regeneration und ein spezielles Beckenbodentraining schaffen es aber 95 Prozent, wieder «trocken» zu werden. Die übrigen fünf Prozent haben ein ständig tröpfelndes Glied. «Soweit möglich, würde man bei diesen Männern einen künstlichen Schließmuskel einsetzen», sagt Schmitz-Dräger. Noch größer sind die Probleme mit der Potenz, da das Nervengewebe, das rund um die Prostata liegt und die Schwellkörper steuert, meist entfernt oder aber verletzt wird. Die Folge: Zwischen 50 und 80 Prozent haben Erektionsstörungen nach der OP. Diesen schlimmen Nebenwirkungen steht ein schlagender Vorteil gegenüber: Die radikale Prostatektomie ist nachweislich die einzige Methode, die den Krebs vollständig besiegt – wenn er sich tatsächlich nur auf die Prostata beschränkt. Leider ergibt die Gewebeuntersuchung nach der Operation bei bis zu 25 Prozent der Männer, dass der Tumor doch schon gestreut hat.

Interne Bestrahlung

Diagnose: Der Tumor ist noch im Anfangsstadium, auf die Prostata begrenzt und nur mäßig aggressiv.

Therapie: Bei der so genannten Brachytherapie, wie sie zum Beispiel die Uniklinik Mannheim, die Kölner Klinik am Ring und die EuromedClinic in Fürth durchführen, spickt der Arzt die Prostata mit 40 bis 100 Kapseln (Seeds), die radioaktive Substanzen enthalten, meist Jod. Innerhalb der folgenden Monate geben die Kapseln die Strahlung in kleinen Dosen an das Tumorgewebe ab und zerstören es damit.

Patientengruppe: Die Bestrahlung kommt für unterschiedliche Patienten in Frage: Junge Männer, die den Nebenwirkungen einer Totaloperation entgehen wollen, und sehr alte Menschen, bei denen eine radikale OP zu riskant wäre.

Vor- und Nachteile: Auch eine Bestrahlung kann das Gefäß- und Nervenbündel zerstören, das die Erektion erzeugt. Außerdem entzünden sich oft die Schleimhäute von Blase und Mastdarm. Die Nebenwirkungen sind aber nicht so gravierend wie bei der Totaloperation: Völlige Impotenz tritt nur bei rund 15 Prozent der Fälle auf, Erektionsstörungen bei 30 bis 40 Prozent, Inkontinenz sehr selten. Problematisch bei der Behandlung mit Seeds: Viele Patienten entwickeln eine Art Tschernobyl-Horror, weil sie glauben, das radioaktive Jod würde sie selbst und ihre Mitmenschen verstrahlen. Tatsächlich sind die Seeds so ungefährlich, dass es nur eine einzige Einschränkung gibt: «Die Männer sollten sich keine kleinen Kinder auf den Schoß setzen», sagt Schmitz-Dräger.

Hyperthermie

Diagnose: Der Tumor ist auf die Prostata begrenzt.

Therapie: Die Hyperthermie nutzt den Umstand, dass sich Tumorzellen im Gegensatz zu gesundem Gewebe nicht ausdehnen können, wenn sie erhitzt werden – sie sterben bei etwa 42 Grad ab. Um diese Temperatur zu erreichen, führt der Arzt eine Wärmesonde über die Harnröhre oder den Darm ein und erhitzt deren Spitze. Hat der Tumor schon gestreut, legen Ärzte dem Patienten Plattenelektroden auf den Bauch oder bestrahlen ihn mit Wärmelampen, um das Gewebe zu erhitzen. Die neue (und von der Industrie favorisierte) Behandlungsmethode mit hochenergetischem Ultraschall basiert auf demselben Wirkungsprinzip wie die Hyperthermie.

Patientengruppe: Männer jeden Alters.

Vor- und Nachteile: «Alle diese Verfahren sind experimentell», warnt Schmitz-Dräger. «Zuverlässige Langzeitergebnisse über die Wirksamkeit liegen noch nicht vor.» Grundsätzliches Problem der Hyperthermie ist deren Ungenauigkeit: Die Zellzerstörung ist nicht exakt zu steuern, manchmal wird auch gesundes Gewebe in Mitleidenschaft gezogen, meist aber bleiben intakte Krebszellen zurück. Entsprechend hoch ist die Rezidivrate, also die Neubildung von Tumoren nach der Behandlung. Aus diesem Grund übernehmen Kassen die Kosten für Hyperthermie nur in Ausnahmefällen. Meist wird die Hyperthermie – wenn überhaupt – in Ergänzung zur Bestrahlung eingesetzt.

Chemische oder chirurgische Kastration

Diagnose: Der Tumor hat bereits Metastasen gebildet.

Therapie: Das Geschlechtshormon Testosteron verschafft dem Mann Lust, aber auch Leid – denn es fördert bei Erkrankten das Tumorwachstum in der Prostata. Ziel der Kastration ist es, die Bildung von Testosteron völlig zu unterbinden. Eine Möglichkeit ist die operative Entfernung der Hoden, wobei die äußeren Hüllen aus kosmetischen Gründen an Ort und Stelle verbleiben. Die andere Möglichkeit ist die Verabreichung von Medikamenten (Depotspritzen, vierteljährlich), die die Testosteronproduktion unterdrückt.

Patientengruppe: Die chemische oder chirurgische Kastration ist wegen der Nebenwirkungen die Ultima Ratio für Männer, die lebensgefährlich erkrankt sind und bei denen andere Therapiemethoden nicht angeschlagen haben.

Vor- und Nachteile: Bei etwa 80 Prozent der Betroffenen bessern sich die Symptome: Die PSA-Werte sinken, Tumor und Metastasen bilden sich zurück, die Schmerzen lassen nach. Ebenso beachtlich sind aber auch die Nebenwirkungen: Der Patient verliert seine Liebeslust und sein Erektionsvermögen, die typisch männliche Körperbehaarung fällt aus, hinzu kommen Durchfall, Hitzewallungen und Spannungsgefühle in der Brust. Da 75 Prozent der Männer die chirurgische Kastration ablehnen, wird die Therapie meist medikamentös durchgeführt – was auch weniger Nebenwirkungen bedeutet. Da sich die Tumorzellen auf Dauer an den Hormonentzug gewöhnen und wieder wachsen, flankieren Mediziner die chemische Kastration nach einigen Jahren mit weiteren Medikamenten (Second-Line-Behandlung).

PC-SPES und Misteltherapie

Diagnose: Tumore in allen Stadien.

Therapie: PC-SPES ist ein Mischung aus acht chinesischen Heilpflanzen, darunter Süßholz, Ginseng und Sägepalme. Das Mittel senkt den Testosteronspiegel und verlangsamt damit das Wachstum von Tumor und Metastasen. Außerdem soll es das Immunsystem stärken. Auch die Misteltherapie, die in der anthroposophischen Medizin entwickelt wurde, soll das Immunsystem stimulieren. Der Arzt spritzt die Pflanzenextrakte unter die Haut.

Patientengruppe: Männer jeden Alters und in allen Krebsstadien.

Vor- und Nachteile: PC-SPES war in den USA als Nahrungsergänzung zugelassen. «Dann hat es unter den Patienten erste Todesfälle gegeben», berichtet Schmitz-Dräger. «Das Problem war, dass der Hersteller die Dosis und Zusammensetzung der Wirkstoffe nicht standardisiert hat. Das machte die Wirkung unkalkulierbar. Die amerikanische Arzneimittelbehörde hat PC-SPES vom Markt genommen.» In Deutschland ist das Mittel ohnehin nicht zugelassen. Diverse Internetseiten offerieren allerdings ausländische Kontaktadressen für den Bezug. Bis auf weiteres gilt jedoch: Finger weg von PC-SPES!

Unkritischer ist der Einsatz von Mistelpräparaten, die in jeder deutschen Apotheke zu bekommen sind. Die Behandlung kann leichtes Fieber auslösen und die Lymphknoten anschwellen lassen, allergische Reaktionen sind sehr selten. «Für die Behandlung des Prostata-Karzinoms liegen noch keine gesicherten Daten vor, die entsprechenden Studien sind überfällig. Aber die Misteltherapie könnte als Ergänzung etwas bringen», resümiert Schmitz-Dräger.

Wundermittel gibt es nicht!

Die hier vorgestellten Therapien sind nur eine kleine Auswahl: Das tatsächliche Angebot ist fast unendlich. Hinter vielen Therapien stecken jedoch Scharlatane und windige Geschäftemacher. So warnen etwa die Arzneimittelkommission der deutschen Ärzteschaft und die Deutsche Krebshilfe vor den angeblichen Wundermitteln «Galavit» und «Ukrain», die an manchen Privatkliniken zu teils horrenden (Selbstzahler-)Preisen eingesetzt werden. Auch die Eigenblut-Therapie und die chinesische Electro-Cancer-Therapy (ECT) genießen einen mehr als zweifelhaften Ruf. Dennoch reißt der Strom der Menschen nicht ab, der sich in die Hände dubioser Heiler begibt. «Es gibt immer wieder Männer, die vor den schulmedizinischen Methoden Angst haben und sich in Alternativ-Therapien flüchten», sagt Urologin Jacobi-Nolde. Meist kehren diese Patienten irgendwann wieder zu den Schulmedizinern zurück – mit schlimmeren Symptomen als zuvor.

Vorbeugung: Vertrauen ist gut, Kontrolle ist besser

Wer ein Auto fährt, der weiß, dass ohne den regelmäßigen Check von Öl, Kühlwasser und Reifendruck bald nichts mehr geht. Genauso selbstverständlich sollte es sein, dass auch der Mann regelmäßig zur Inspektion muss. Würden Männer mit ihrem eigenen Körper so fürsorglich umgehen wie mit ihrem Auto, hätten sie einige Sorgen weniger. Die erste und beste Strategie, um Prostatakrebs vorzubeugen, lautet daher: Gehen Sie regelmäßig zur Vorsorgeuntersuchung!

Außerdem sollten Sie sich vor Infektionen der Prostata und Geschlechtskrankheiten schützen, denn beides steigert das Risiko. Die einfachste Methode: Bewahren

Sie Ihren Unterleib vor Kälte. Tragen Sie im Winter warme Unterwäsche und lassen Sie im Sommer nicht die nasse Badehose am Leib trocknen. Ihre Prostata wird es Ihnen danken.

Zweitens: Spülen Sie Ihren Harnleiter immer wieder gut durch. Und das bedeutet: trinken, trinken, trinken. Lassen Sie außerdem beim Sex eine gewisse Hygiene walten, um Keimen keine Chance zu geben. Analverkehr ohne Kondom ist tabu, ein häufiger Partnerwechsel zumindest riskant, da Sie sich immer neuen Ansteckungsgefahren aussetzen.

Last, but not least können Sie Ihre Prostata schonen, indem Sie beim Reiten, Motorrad- und Radfahren besonders vorsichtig sind. Jagen Sie nicht über holperige Strecken, denn die Stöße können Ihrer Prostata Mikroverletzungen zufügen. Verzichten Sie auch auf harte, schmale Fahrradsättel, denn sie federn Unebenheiten nur schlecht ab und beeinträchtigen zudem die Blutversorgung der Geschlechtsorgane. Manche Radfahrer werden allein deswegen impotent – und das können weder Sie noch Ihre Partnerin wirklich wollen.

Schlafstörungen

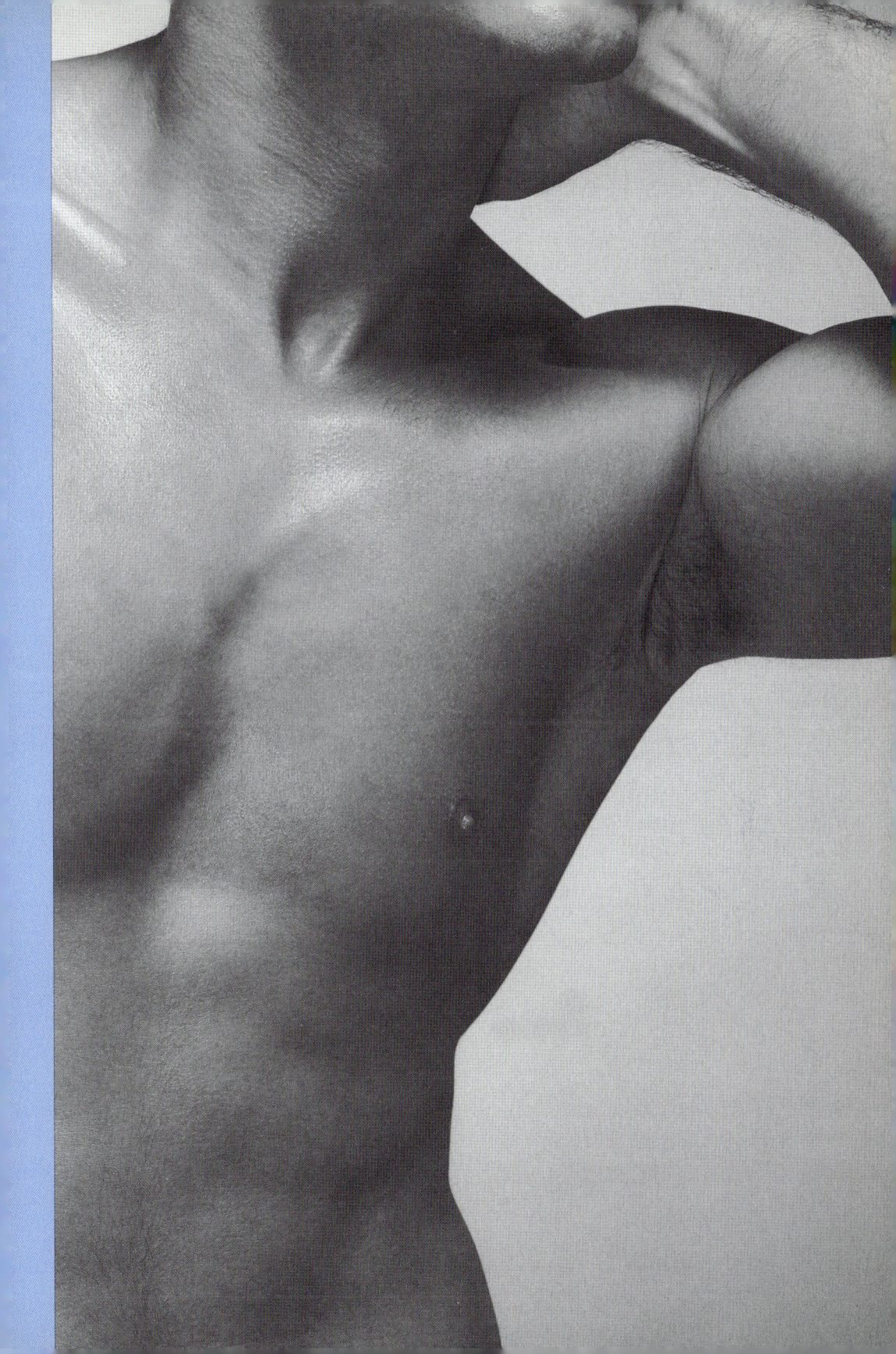

Gute Nächte, schlechte Nächte

Im Fernsehen tritt das Sandmännchen auf, sagt «Gute Nacht!» und taucht die Zuschauer in den schönsten Schlummer. Aber das ist eben Fernsehen. In der Realität leiden 15 Prozent der deutschen Bevölkerung unter Schlafstörungen, sie können nicht einschlafen, wälzen sich nachts im Bett hin und her, wachen immer wieder auf und fühlen sich tagsüber völlig erschossen. Was steckt dahinter?

Die Wissenschaft kennt einige, aber längst nicht alle Antworten. «Schlafen ist eine extrem komplizierte Leistung unseres Gehirns», sagt Prof. Dr. Wolfgang Hartmann, Chefarzt der Abteilung für Psychiatrie am Klinikum Ingolstadt. «Es ist ein Wunder, dass es in den meisten Fällen klappt.» Nach dem Einschlafen drosselt das Gehirn Atmung und Kreislauf und schaltet das Bewusstsein auf Stand-by. In den Traumphasen aktiviert es Gehirnregionen, die Bilder, Gefühle und Gedanken verarbeiten.

Aber auch in den Tiefschlafphasen werden Lerninhalte gespeichert, Hormone ausgeschüttet und das Immunsystem regeneriert. Nach durchschlafenen acht Stunden fühlt man sich deshalb wie ausgewechselt – nach einer durchwachten Nacht dagegen wie ausgelaugt. «Der Einfluss der Nachtruhe auf das körperliche und seelische Gleichgewicht wird oft völlig unterschätzt», sagt Prof. Dr. Jürgen Zulley, Chronobiologe und Leiter des Schlafmedizinischen Instituts der Universität Regensburg.

Die Schlafphasen

Auch während des Schlafens ist unser Gehirn aktiv – wenngleich ganz anders als im Wachzustand. Fünf Schlafstadien lassen sich unterscheiden:

Stadium W	Wachzustand
REM-Schlaf	**R**apid **E**ye **M**ovement, wird auch als Traumschlaf bezeichnet
Stadium 1	Einschlafstadium
Stadium 2	leichter, jedoch bereits echter Schlaf
Stadium 3 und 4	Tiefschlaf (der Schläfer kann nur schwer geweckt werden)

Die verschiedenen Schlafstadien treten in der Reihenfolge W – 2 – 3 – 4 – 3 – 2 – 1 – REM auf. Danach beginnt einer neuer Zyklus. Jeder Zyklus dauert 90 Minuten (außer dem ersten, der dauert nur 60 Minuten), und der Mensch durchläuft in der

Nacht drei bis fünf Zyklen. Dabei werden die Tiefschlafphasen immer kürzer, die REM-Phasen dagegen länger. Für den Erholungswert ist aber vor allem der Tiefschlaf (Stadium 3 und 4) ausschlaggebend.

Wer lange Zeit keinen Schlaf bekommt, lebt ungesund. Experimente an Ratten zeigen, dass die Tiere sterben, wenn sie nicht schlafen dürfen. Zuerst entwickeln sie Fress-Attacken, verlieren aber gleichzeitig immer mehr Gewicht. Kurz vor dem Tod bricht dann das Immunsystem der Ratten zusammen.

Auch beim Menschen schädigt Schlafmangel auf Dauer das Immunsystem, das Erkrankungsrisiko steigt rapide an. Diabetes, Depressionen und Bluthochdruck treten bei Schlafgestörten häufiger auf als in der Normalbevölkerung. «Nach einer neuen amerikanischen Studie altert man unter chronischem Schlafentzug sogar schneller», ergänzt Professor Zulley.

Ohne Schlaf kommt man – so der Weltrekord des Amerikaners Rolf Gardner – maximal zwölf Tage aus. «Im Normalfall liegt die Grenze aber bei drei wachen Nächten», meint Zulley. Wer regelmäßig wenigstens ein bisschen schläft, kann sich erstaunlich lange aufrecht halten. Schon Leonardo da Vinci beschrieb, wie er einen speziellen Wach-Schlaf-Rhythmus testete: vier Stunden arbeiten, ein Viertelstündchen schlafen. Es bleibt aber fraglich, ob er dies wirklich durchhalten konnte. Wissenschaftler, die das Experiment nachstellten, kamen zu dem Ergebnis, dass wir in der Nacht mindestens vier bis fünf Stunden zusammenhängenden Schlaf benötigen. Und das bedeutet: Es kommt also gar nicht so sehr auf die Gesamtdauer des Schlafes an, sondern eher auf die Schlafqualität – und auf einen möglichst gleichmäßigen Rhythmus von Schlafen und Wachen.

Wie lange schläft der Mensch?

Folgt der Mensch seiner Natur, vermindert sich der Schlafbedarf mit dem Lebensalter. Ein Säugling schläft bis zu 20 Stunden, selbst im Alter von drei Jahren benötigen Kinder noch gut zwölf Stunden. Ein Zehnjähriger legt sich etwa zehn Stunden in die Kissen, junge Erwachsene nur acht Stunden. Im mittleren Lebensalter reichen sieben Stunden aus, um am nächsten Morgen taufrisch zu sein. Ältere Menschen geben sich im Durchschnitt mit sechs Stunden Schlaf zufrieden. Offensichtlich braucht der Mensch überhaupt weniger Schlaf als allgemein angenommen, aber ein Minimum von fünf Stunden sollte es schon sein. Der durchschnittliche deutsche Schläfer benötigt sieben Stunden.

Warum müssen Menschen schlafen?

Der Körper braucht Schlaf, um sich von seiner Tagesleistung zu erholen. Nach dem Wegdämmern fährt das Gehirn eine ganze Reihe von Funktionen herunter. Die Körpertemperatur sinkt um bis zu einem halben Grad, Blutdruck und Puls laufen im Schongang, der Stoffwechsel wird um ein Viertel gedrosselt. Nur die Konzentrationen des Wachstumshormons HGW und des Hormons Interleukin steigen. Beide sind nötig, damit sich Zellen und Immunsystem über Nacht regenerieren können.

Der Schlaf ist aber auch wichtig für die Psyche. In der REM-Phase (Rapid Eye Movement), in der wir träumen, knöpft sich das Gehirn das Gedächtnis vor, es verlagert Tageserlebnisse in das Langzeitgedächtnis und löscht überflüssige Informationen. «Die Vorgänge lassen sich mit dem Kopieren von Daten vom Arbeits- auf den Hauptspeicher einer Computerfestplatte vergleichen», erläutert Professor Hartmann. «Dabei verbraucht der Körper ebenso viel Energie wie im Wachzustand.» Der Tiefschlaf wiederum scheint wie ein Jungbrunnen für den Körper zu sein.

Die Deutschen schlafen übrigens meist zwischen 23:04 Uhr und 6:18 Uhr, das ergab eine Studie der Uni Regensburg. Nachteulen, die am liebsten bis zwei Uhr morgens vor dem Computer sitzen, und Hausmeister, die schon um 21 Uhr abends auf dem Sofa einpennen, sind dennoch nicht «abnormal». Forscher haben ein Gen identifiziert, das die innere Uhr eines jeden Menschen programmiert. Das bedeutet: Wann wir schlafen und wann wir wach sind, ist auch erblich bedingt und lässt sich nur wenig beeinflussen. Jeder muss seinen individuellen Rhythmus finden.

Aber wehe, wenn sich dieser Rhythmus nicht einstellen will. Menschen mit Schlafstörungen sind ständig übermüdet, nicken bei Meetings ein, setzen ihr Auto ohne Grund gegen die Mauer oder schnippeln an der Brotmaschine auch mal ihre Finger mit. Auf lange Sicht rufen Schlafstörungen außerdem Magen-Darm-Probleme, Herz-Kreislauf-Störungen und sogar psychische Erkrankungen hervor. «Am ehesten leiden die Betroffenen unter Depressionen», so Hartmann. Insgesamt unterscheiden Schlafmediziner 88 Formen von Schlafstörungen. Reine Schlafkrankheiten gibt es dagegen nicht.

Leiden Sie unter Schlafstörungen?

- Brauchen Sie meist länger als 30 Minuten zum Einschlafen?
- Haben Sie Angst davor, nicht einschlafen zu können, und gehen Sie deshalb nicht gerne ins Bett?
- Wachen Sie nachts immer wieder auf und können dann nicht weiterschlafen?
- Leiden Sie unter Tagesmüdigkeit und nicken immer mal wieder für Sekunden oder gar Minuten weg?
- Fühlen Sie sich häufig abgeschlagen, gereizt und wie gerädert?
- Haben Sie diese Beschwerden länger als vier Wochen, und treten sie auch dann auf, wenn Sie nicht besonders gestresst sind?

Wenn Sie zwei Fragen mit Ja beantwortet haben, sollten Sie sich an Ihren Hausarzt wenden. Er schickt Sie möglicherweise in ein Schlaflabor, wo Ihr Schlaf genauer untersucht wird.

Schlafstörungen – Ursachen und Therapien

Wenn Sie selbst nach einem anstrengenden Tag nicht gut schlafen können, sollten Sie dies als Warnzeichen Ihres Körpers deuten. «Eine Schlafstörung kann das Symptom einer Erkrankung oder auch ihre Folge sein und in jedem Alter auftreten», sagt Professor Hartmann.

Wer Schlaflosigkeit sagt, meint damit meist, dass er nicht durchschlafen kann. Rund sechs Prozent aller Menschen in Deutschland wachen nachts immer wieder auf und «stehen» dann förmlich im Bett. «Meist ist Stress die Ursache», meint Hartmann. «Oft gehen die Betroffenen mit Problemen ins Bett, die nachts dann gewälzt werden.»

Gegen Schlafstörungen lässt sich natürlich etwas tun. Die Therapieangebote reichen von Baldrian über Psychotherapie bis hin zur Neugestaltung des Schlafzimmers. Welcher Ansatz der richtige ist, hängt vom Einzelfall ab.

Zu frühes Aufwachen am Morgen

Ursachen: Sensible Schläfer wachen auf, wenn die Heizung anspringt oder die erste Straßenbahn vorbeirattert, ohne dass sie sich später an das Geräusch erinnern. Meist sind es jedoch Depressionen oder aktuelle Probleme, die einen vorzeitig aufwachen und vor lauter Grübeln nicht wieder einschlafen lassen. «Es ist aber auch möglich, dass der persönliche Schlafbedarf einfach zu hoch eingeschätzt wird», meint Schlafexperte Professor Zulley.

Abhilfe: Schauen Sie auf die Uhr und stellen Sie fest, ob es sich überhaupt lohnt, noch eine Runde zu schlummern. Wenn nicht, stehen Sie auf und freuen Sie sich darüber, dass Sie Zeit haben, sich einen frischen Orangensaft fürs Frühstück zu pressen. Im Notfall kann das Medikament Zaleplon (verschreibungspflichtig) helfen, da seine Wirkung nur vier Stunden anhält. Wer also Zaleplon um drei Uhr nachts nimmt, muss nicht befürchten, das Meeting um zehn Uhr zu verpassen. Nicht selten ist die Lösung für zu frühes Aufwachen aber noch einfacher: Gehen Sie etwas später ins Bett!

Einschlafstörungen

Ursachen: Wer sich tagsüber literweise Kaffee genehmigt, muss sich nicht wundern, wenn er schlecht einschläft. Auch Alkohol und Nikotin können das Einschlafen erschweren. Meist sind jedoch die Tagesereignisse schuld: Der Chef hat wieder rumgemault, die Kinder nerven ständig, oder der Steuerbescheid liegt auf dem Tisch. Klar, dass man dann schon mal grübelnd in den Kissen liegt, anstatt zu schlafen.

Abhilfe: Vermeiden Sie alles, was Ihnen den Schlaf rauben könnte: Kaffee nur bis 14 Uhr trinken, Alkohol ganz weglassen. Zwei Flaschen Bordeaux schicken einen zwar vorübergehend ins Koma, erschweren aber das Durchschlafen. Verlegen Sie auch Ihr Fitnessprogramm auf eine Zeit vor 17 Uhr – der Kreislauf ist sonst noch Stunden danach auf Leistung gepolt. Gut sind dagegen abendliche Rituale: «Wie einem Kind, das nur mit Hilfe eines Schlummerliedes schlafen kann, hilft auch Erwachsenen eine gewisse Einschlaf-Routine», sagt Professor Hartmann. Auf keinen Fall sollten Sie dafür die Spätnachrichten oder einen Horrorfilm wählen. Lieber ruhige Musik hören, ein paar Seiten lesen oder ein kurzes warmes Bad nehmen. Ein Glas heiße Milch kann Ihnen ebenso bei der Entspannung helfen wie Shiatsu, die Kunst der Akupressur. Versuchen Sie es mal mit dieser Übung: Drücken Sie etwa eine halbe Minute lang auf die Innenseite Ihres Unterarms, direkt an der Handwurzel, und/oder auf den Punkt in der Mitte des Fußballens.

Eine Schule für angehende Schlafmützen?

Wem auch Trick 17 mit Selbstüberlistung nicht zum ersehnten Schlaf verhilft, der kann die von Prof. Dr. Jürgen Zulley entwickelte «Schlafschule» besuchen. Schlafen kann man lernen, und sogar die Krankenkassen unterstützen diese Seminare. Informationen unter www.schlafschule.com oder in dem Buch von Professor Zulley: Die kleine Schlafschule. Herder Verlag, Freiburg 2002.

Durchschlafstörungen

Ursachen: «Jeder Mensch hat nachts seine depressive Phase», sagt Professor Zulley. Das heißt: Es ist völlig normal, wenn Sie hin und wieder mal schlecht schlafen. Hält der Zustand jedoch dauerhaft an, liegt meist ein schwerer seelischer Konflikt vor. Auch Depressionen verursachen Durchschlafstörungen.

Abhilfe: Wer mitten in der Nacht aufwacht, sollte sich nicht unter Druck setzen und mit zugekniffenen Augen auf Schlaf hoffen. «Spätestens nach 20 Minuten ist es ratsam, aufzustehen und irgendetwas Belangloses zu tun, bis man wieder müde wird», sagt Zulley. Leise Musik oder auch ein warmes Bad helfen dabei, sich zu entspannen. In hartnäckigen Fällen kann ein modernes Schlafmedikament wie etwa Zopiclon oder Zolpidem (verschreibungspflichtig) mehr bewirken. Wird das Durchschlafproblem zum Dauerbrenner, steht ein Termin bei einem Schlafmediziner, einem Neurologen oder einem Psychiater an.

Albträume

Ursachen: Spinnenattacken und schreckliche Verfolgungsjagden gehören zur Videothek eines jeden Unterbewusstseins, genauso wie Komödien und Romanzen. Spielt Ihnen Ihr Unterbewusstsein nachts aber nur noch Horrorfilme ein, hat das meist einen handfesten Grund. Bei Erwachsenen deuten Albträume auf einen tiefen ungelösten seelischen Konflikt hin, den das Gehirn immer wieder durcharbeitet, um ihn zu bewältigen. Auch akuter Stress und Überforderung kommen als Ursachen in Frage.

Abhilfe: Natürlich können Sie sich mit Medikamenten Schlaf verschaffen, aber damit ist Ihnen nicht geholfen, selbst wenn die Albträume ausbleiben. Die Seele sucht sich dann ein anderes Ventil und verarbeitet den Konflikt womöglich in einer psychosomatischen Erkrankung. «Werden Albträume zum Problem, sollte man nicht zögern, sich psychotherapeutische Hilfe zu besorgen», rät Professor Hartmann. Falls Ihnen das übertrieben erscheint, versuchen Sie einfach, Ihre Stress- oder Belastungssituation zu entschärfen.

Schlaflosigkeit durch Schichtarbeit

Ursachen: Krankenschwestern, U-Bahn-Fahrer, Polizisten, Wachpersonal – sie alle kennen das Problem: Eine Woche Frühschicht, eine Woche Spätschicht, drei Tage Nachtwache, fünf Tage Pause, dann vielleicht wieder eine Frühschicht. Zum Schluss ist die innere Uhr völlig durcheinander und an Schlaf kaum noch zu denken.

Abhilfe: Manche Menschen vertragen Schichtarbeit besser als andere. «Der so genannte Abendtyp und jüngere Menschen kommen damit eher klar als der Morgentyp und ältere Menschen», sagt Experte Zulley. Grundsätzlich aber gilt: Man sollte möglichst nur wenige Jahre in einem Schichtsystem tätig sein, da der Organismus sonst zu kränkeln beginnt. Wenn Sie keine Chance haben, aus dieser Arbeitsform auszusteigen, schlafen Sie am besten in zwei Blöcken: jeweils am Morgen und am Nachmittag. Von einer medikamentösen Behandlung rät Zulley ab.

Risikofaktor Schlafmittel

Nichts ist einfacher, als eine Pille einzuwerfen und dann tief und fest zu schlafen. Das Angebot an Medikamenten, die diesen Zweck mehr oder weniger gut erfüllen, ist riesig: Barbiturate, Benzodiazepine, Tryptophan, Zolpidem, Zopiclon etc.

Bevor Sie zu diesen Mitteln greifen, sollten Sie aber erst einmal ungefährliche pflanzliche Wirkstoffe wie Baldrian, Hopfen, Melisse, Johanniskraut oder Passionsfrucht ausprobieren. Hilft das nicht, können Sie in Absprache mit Ihrem Arzt eventuell ein Medikament nehmen. Aber aufgepasst: Medikamente beseitigen nie die Ursachen, sondern dämpfen nur die Symptome einer Schlafstörung. Außerdem machen einige Präparate Sie schnell körperlich oder seelisch abhängig. Wer sich einmal an die Pille gewöhnt hat, geht so schnell nicht mehr ohne ins Bett.

Deshalb gilt: Schlucken Sie Schlafmittel, auch ärztlich verordnete, nur in Ausnahmefällen und keinesfalls länger als zwei Wochen. Sollten Ihre Probleme weiterhin bestehen, konsultieren Sie einen Psychotherapeuten, einen Neurologen oder drängen Sie auf eine Untersuchung im Schlaflabor.

Das Zeug zum Schlafen

Wer gut schlafen will, sollte auch seine Gemächer entsprechend einrichten. Beginnen wir mit dem Bett. Die ideale Matratze unterstützt den Lendenbereich, lässt aber Schultern und Becken leicht einsinken. Punktelastizität heißt das Stichwort dafür. In der Seitenlage sollte die Wirbelsäule gerade bleiben. Welches Modell für Sie richtig ist, entscheidet allein Ihr Gefühl. Die Angaben zur Matratzenhärte bieten keine wirkliche Orientierung, da es keine offizielle Norm gibt. Scheuen Sie also nicht davor zurück, sich im Laden zur Probe hinzulegen.

Jede Matratze braucht einen passenden Unterbau. Für einen Futon oder eine Federkernmatratze reicht ein normaler Lattenrost, Latex- und Schaumstoffmatratzen lagern am besten auf einem flexiblen Rost. Schlafen Sie meist allein, ist eine Breite von 1,20 Meter völlig okay, für zwei Personen braucht es aber mindestens 1,60 Meter. Hinsichtlich der Länge gilt die Faustregel: Körpergröße plus 30 Zentimeter.

Beim Bettzeug ist das Angebot riesengroß – aber so soll es auch sein, denn die Auswahl ist reine Geschmackssache. Die optimale Decke hält die Wärme drinnen und die Kälte draußen, ist anschmiegsam und saugfähig, verrutscht und drückt nicht.

Auch die Frage, ob Sie nackt, in Unterwäsche, Pyjama oder gar in Nachthemd und Zipfelmütze schlafen sollten, ist leicht zu beantworten: Hauptsache, Sie fühlen sich wohl! Nachts sinken Körpertemperatur und Blutdruck, deswegen benötigen Sie etwas mehr Stoff um sich herum als am Tag. Ob diese Funktion nun Ihre Bettdecke oder Ihr Nachtgewand übernimmt, spielt keine Rolle. Sie sollten weder frieren noch schwitzen, das ist das einzige Kriterium.

Achten Sie darauf, dass Ihr Schlafzimmer immer gut gelüftet ist, denn frische Luft fördert den Schlaf. Die ideale Raumtemperatur liegt zwischen 16 und 18 Grad. Sorgen Sie auch dafür, dass das Schlafzimmer abgedunkelt ist, weil Licht Ihre innere Uhr verdrehen könnte. Am nächsten Morgen heißt es dann: Vorhang auf für den neuen Tag!

Schnarchen

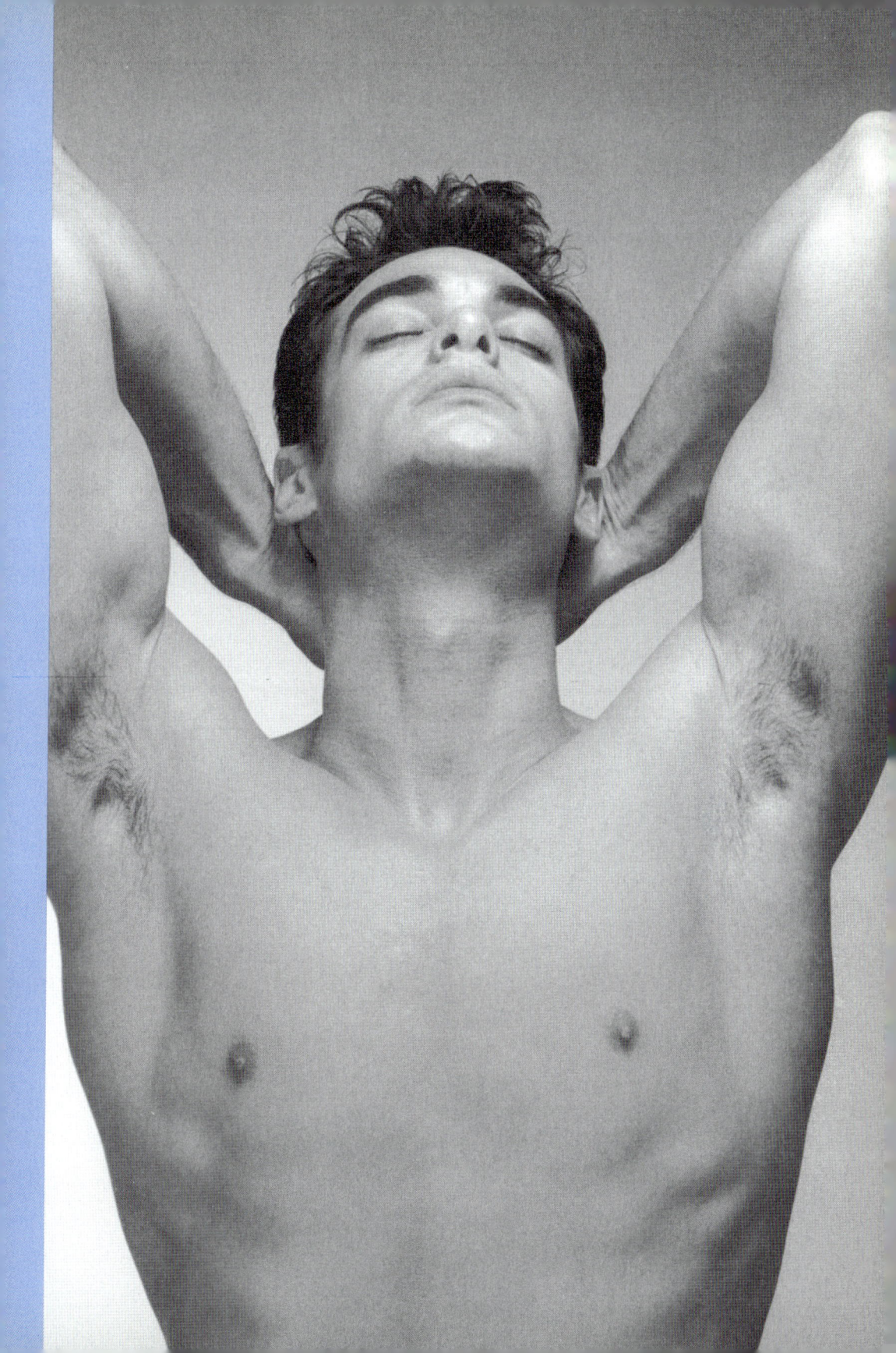

Die Männer vom Sägewerk

Jeder weiß noch, wie er als Kind eingeschlafen ist: wohlig müde, in die Decke ge-
kuschelt und voller schöner Gedanken an den nächsten Tag. Nach ein paar Minuten verflüssigten sich die Gedanken zu Traumbildern, Körper und Geist sanken in
einen tiefen, süßen Schlummer. Am nächsten Morgen hat man sich einmal ge-
streckt – und konnte dann Bäume ausreißen.

Für viele Männer ist das nur noch eine Erinnerung. Auch wenn sie nicht gezecht
haben, wachen sie morgens mit Kopfschmerzen auf, sind todmüde und fühlen sich
wie gerädert. Zumindest die Partnerin, die im selben Bett übernachtet hat, weiß,
woran es liegt: Der Kerl hat geschnarcht, als wollte er den Schwarzwald roden.
Wiederholt sich dieses Szenario Nacht für Nacht, macht der Schnarcher tatsächlich
Kleinholz – aus ihren Nerven und *seiner* Gesundheit.

Schnarchen ist nicht gleich Schnarchen. Manche Menschen schnarchen nur
gelegentlich, etwa wenn sie Schnupfen haben. Andere erleiden nachts regelrechte
Erstickungsanfälle: Ihre Atmung setzt bis zu zweieinhalb Minuten aus, dann schnap-
pen sie röchelnd und mit rasendem Puls nach Luft. Diesen krankhaften Zustand
nennen Mediziner Obstruktives Schlafapnoe-Syndrom.

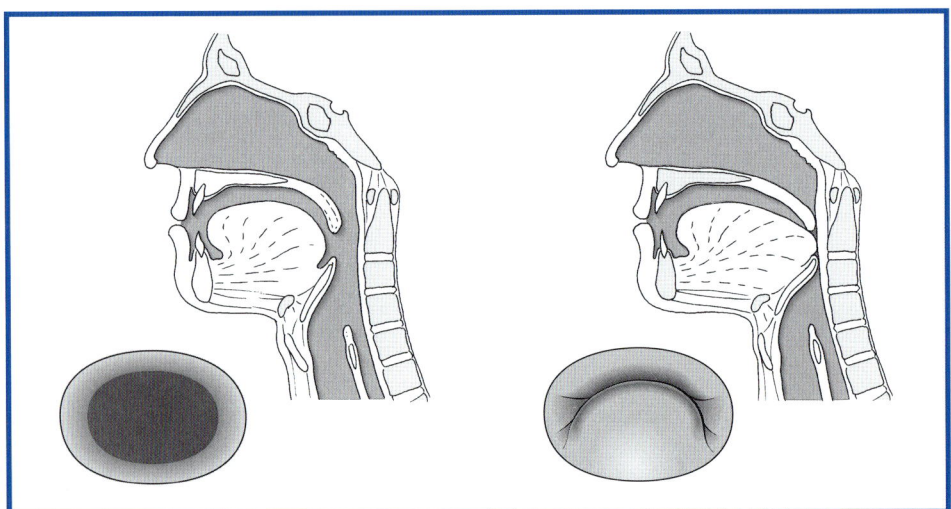

Bei einer normalen Atmung (links) sind die Atemwege weit geöffnet. Bei einer Obstruktiven
Apnoe (rechts) ist der mittlere oder untere Rachenbereich verschlossen.
(Vorlage Prof. Dr. Peter Marburg)

Schnarchen ist weit verbreitet. Kinder, die vergrößerte Mandeln haben, schnarchen mitunter. Meist sind aber Erwachsene betroffen. Im Alter zwischen 30 und 40 Jahren schnarchen 20 bis 30 Prozent aller Männer, bei den über 50-Jährigen sind es bereits 50 bis 60 Prozent. Frauen schnarchen bis zu den Wechseljahren nur etwa halb so häufig wie Männer – müssen dafür aber öfter das Sägewerk auf der Matratze nebenan ertragen.

Schnarchgeräusche können nach Messungen im Schlaflabor Werte bis zu 90 Dezibel erreichen, was der Lautstärke eines vorbeifahrenden Lkws oder einer voll aufgedrehten 50-Watt-Stereoanlage entspricht. Zum Vergleich: Normale Atemgeräusche beim Schlafen erreichen etwa 15 Dezibel.

Krankhaftes Schnarchen, also das Obstruktive Schlafapnoe-Syndrom (OSAS), ist ein gefährlicher und behandlungsbedürftiger Zustand.

- Zwei Drittel aller krankhaften Schnarcher haben Bluthochdruck und damit ein höheres Risiko, einen Herzinfarkt oder einen Schlaganfall zu erleiden. Etwa 3 000 Menschen sterben pro Jahr in Europa an Folgekrankheiten des Schnarchens.
- 24 Prozent aller tödlichen Einzelunfälle auf Autobahnen sind nach jüngsten Berechnungen auf Schläfrigkeit am Steuer zurückzuführen. Weil sie nachts keinen erholsamen Schlaf finden, sind viele Schnarcher ständig übermüdet und daher extrem gefährdet.
- Die weltweiten Kosten für Unfallschäden, Arbeitsausfälle und Arzthonorare, die Schlafapnoe-Patienten verursachen, werden auf 70 Milliarden Dollar pro Jahr geschätzt.

Das harmlose Schnarchen

Beim harmlosen Schnarcher sind die oberen Atemwege verengt, jedoch nicht so stark, dass die Atmung aussetzt. Es strömt immer noch genügend Luft in die Lungen, das Blut reichert sich mit Sauerstoff an, das Herz und andere Organe arbeiten normal.

Harmlose Schnarcher erkennt man daran, dass sie nur gelegentlich schnarchen und das Geräusch relativ leise ist. Sie wachen auch nicht immer wieder auf – wie er beim krankhaften Schnarchen typisch ist.

Ist Ihr Schnarchen krankhaft oder harmlos?

	krankhaft	harmlos
Häufigkeit	schnarcht jede Nacht	gelegentliches Schnarchen
Lautstärke	sehr laut, hörbar im nächsten Zimmer	mittellaut bis laut, harmonisch
Klang	explosionsartig, hart, mit hohen Frequenzen, röchelnd	tiefe Frequenz
Atmung	mit häufigen Aussetzern	regelmäßig, ohne Pausen
Schlafqualität	unruhiger Schlaf, häufiges Erwachen	ruhiger Schlaf

(Tabelle nach Wolfgang Pirsig und Jürgen Schäfer: Schnarchen. Lästige Störung oder Krankheit? Trias Verlag, Stuttgart 1991)

Das harmlose Schnarchen strengt zwar den Atmungsapparat an und kann bei den Betroffenen dazu führen, dass sie am Tag unkonzentriert und müde sind. Doch noch ärgerlicher als die physischen Konsequenzen sind die sozialen: Die Bettgenossin ist womöglich durch das Schnarchen genervt und findet selber keinen Schlaf. Beim Frühstücksei kann es dann schon mal zu dem kommen, was Psychologen Beziehungskonflikt nennen. Richtig kritisch wird die Gesamtsituation aber erst, wenn das harmlose Schnarchen in ein krankhaftes übergeht.

Das krankhafte Schnarchen

Das Obstruktive Schlafapnoe-Syndrom (OSAS) bezeichnet einen krankhaften Zustand: Der Sog, den der Schläfer beim Atemholen entwickelt, verengt den Rachenraum so sehr, dass wenig oder gar keine Luft in die Lungen strömt. Dadurch entstehen Atemstillstände, so genannte Apnoen. Das Wort leitet sich vom griechischen Begriff «apnoia» her, dessen direkte Übersetzung ebenso poetisch wie bedrohlich klingt: Windstille.

Mediziner diagnostizieren OSAS, wenn die Atemaussetzer zu ständigen Aufweckreaktionen führen, die den Betroffenen hochschrecken lassen. Dieser Vorgang kann sich etliche Male pro Stunde wiederholen, ohne dass der Schläfer sich später daran erinnert. Der Effekt ist bedenklich: Jeder Atemaussetzer lässt den Sauerstoffgehalt im Blut sinken und belastet den Herzrhythmus, am darauf folgenden Tag leiden OSAS-Patienten deshalb unter ausgeprägter Müdigkeit.

Krankhaftes Schnarchen ist eine ernste Angelegenheit. OSAS-Betroffene haben keinen erholsamen Schlaf, wegen ihrer häufigen Erstickungsanfälle werden sämtliche Organe nicht ausreichend mit Sauerstoff versorgt, Bluthochdruck, Herzrhythmusstörungen, Impotenz, sogar ein Herzinfarkt oder Schlaganfall können die Folge sein. «Studienergebnissen zufolge liegt die Sterblichkeitsrate bei OSAS-Patienten, die sich nicht behandeln lassen, um 30 Prozent über der von OSAS-Patienten, die therapiert worden sind», warnt der Apnoe-Experte Dr. Holger Hein, der in der Klinik Großhansdorf bei Hamburg das Schlaflabor leitet.

Anhand unserer Checkliste können Sie erkennen, ob Sie eventuell zu den Betroffenen gehören.

OSAS-Checkliste

	ja	nein
Schnarchen Sie nachts laut und unregelmäßig? (Partnerin fragen)		
Wachen Sie nachts häufig auf?		
Haben Sie nach dem Aufwachen mitunter Kopfschmerzen, obwohl Sie keinen Alkohol getrunken haben?		
Fühlen Sie sich morgens zerschlagen?		
Sind Sie tagsüber oft müde und nicken manchmal kurz ein?		
Fühlen Sie sich oft lustlos und gereizt?		
Haben Sie Potenzstörungen?		
Haben Sie Konzentrationsschwierigkeiten oder Gedächtnisstörungen?		
Leiden Sie bei Anstrengung unter Atemnot?		
Können Sie schlecht durch die Nase ein- und ausatmen?		

Wenn Sie mehr als zwei Fragen mit Ja beantworten, könnten Sie OSAS haben und sollten einen Termin beim Spezialisten ausmachen.

Wenn ein Verdacht auf OSAS besteht, sucht der HNO- oder Lungenfacharzt zunächst den Nasen- und Rachenraum nach typischen Merkmalen ab: vergrößerten Nasenmuscheln etwa, verdicktem Zäpfchen, vergrößertem Gaumensegel und ausgeprägten Längsfalten in der Schleimhaut der Rachenwände.

Teil zwei der Untersuchung findet in Ihrem Schlafzimmer statt: Der Arzt verkabelt Sie mit einem portablen Messgerät und bittet Sie, damit zu Bett zu gehen. Während des Schlafs zeichnet das Gerät wichtige Parameter auf, unter anderem die Atemhäufigkeit, den Puls, die Sauerstoffkonzentration im Blut und die Intensität des Schnarchgeräuschs. Anhand dieser Daten kann der Arzt grob beurteilen, ob OSAS vorliegt oder nicht.

Die Diagnose lässt sich noch weiter verfeinern, wenn der Patient eine Nacht im Schlaflabor verbringt. Dort werden weitere Daten erhoben: die Gehirnströme, die Augenbewegungen, die Muskelspannung am Kinn, die Bewegungen des Brustkorbs und des Bauches, die Körpertemperatur, die Schlafposition und einiges mehr. Ziel der Untersuchung ist es, herauszubekommen, welche Ursachen das Schnarchen hat und wie stark es den Schlaf beeinträchtigt. «Wir können dem Patienten anhand der aufgezeichneten Daten und eines Überwachungsvideos sehr genau erklären, was nachts mit ihm passiert», sagt Dr. Hein.

Gesunder und gestörter Schlaf

Gesunde Menschen durchlaufen nach dem Einschlafen die REM-Phase (**R**apid-**E**ye-**M**ovement-Phase, auch Traumphase genannt) und sinken dann zügig in den Tiefschlaf. Danach wird der Schlaf wieder leichter, und der Schläfer durchläuft erneut eine REM-Phase. Dieser Zyklus wiederholt sich drei- bis fünfmal pro Nacht, wobei die Tiefschlafphasen immer kürzer werden. Wichtig ist jedoch: Der gesunde Mensch sammelt über Nacht genügend erholsamen Tiefschlaf – und der ist für sein Wohlbefinden am nächsten Morgen entscheidend.

OSAS-Betroffene schlafen ganz anders. Durch das ausgeprägte Schnarchen erleiden sie bis zu 500 Erstickungsanfälle pro Nacht und wachen immer wieder auf, woran sie sich am nächsten Morgen aber nicht mehr erinnern können. Dementsprechend oberflächlich ist ihr Schlaf, vom Zaubertrank des Tiefschlafs bekommen sie nichts ab.

Die Ursachen des Schnarchens

Irgendwo zwischen Nase und Rachen wird es eng, zu eng. Das ist die grundsätzliche Ursache für das Schnarchen. Der Schlafende kann nicht normal durchatmen, sperrt unwillkürlich den Mund auf – und schnarcht. Das Geräusch entsteht, weil einzelne Weichteile im Rachenraum (Gaumensegel, Zäpfchen, Schleimhautfalten) im Luftstrom vibrieren. Manche Patienten schnarchen nur beim Ausatmen, andere haben die medizinische Höchststrafe erhalten und schnarchen obendrein beim Einatmen.

Wo es genau klemmt und vor allem warum, ist von Schnarcher zu Schnarcher unterschiedlich. Die Ursachen können auch kombiniert auftreten.

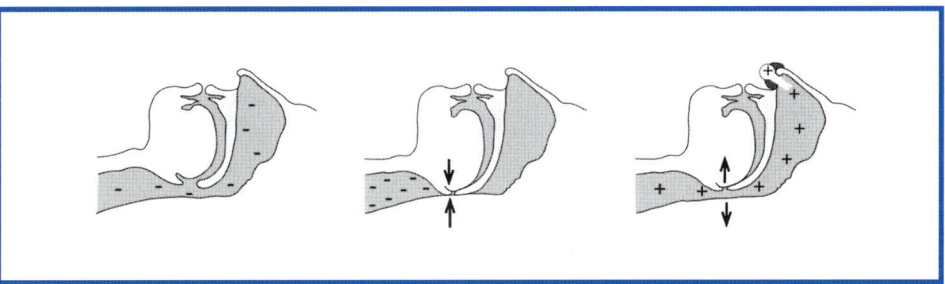

Wenn im Schlaf die Muskeln, die die oberen Atemwege offen halten, erschlaffen, kann es zu einer Verengung oder sogar zu einem Verschluss der Atemwege kommen. Dann ist der Weg für die Atemluft versperrt. Die Atmung findet nicht mehr geordnet statt.

Übergewicht

Dicke haben es immer schwerer, auch nachts. Denn das Fett lagert sich sogar an den Weichteilen im Rachen ab, am Gaumen und an der Zungenwurzel. Dadurch kann es zu der Verengung der Atemwege kommen, die das Schnarchen hervorruft. Was zunächst als harmloses Brummen beginnt, wächst sich unter Umständen zu einem dröhnenden OSAS-Problem aus. «Übergewichtigkeit ist ein Risikofaktor», sagt Dr. Hein. «Etwa 70 Prozent unserer Patienten sind zu dick.»

Gewichtskontrolle nach dem Body Mass Index

Mit dem Body Mass Index (BMI) können Sie überprüfen, ob Sie zu dick sind. Setzen Sie Ihre Daten in folgende Formel ein:

$$BMI = \frac{\text{Körpergewicht in Kilogramm}}{(\text{Körpergröße in Metern})^2}$$

Gleichen Sie das Ergebnis dann mit folgenden Werten ab:

Normalgewicht	BMI 20 bis 25
Übergewicht	BMI 25 bis 30
Fettleibigkeit	BMI 30 bis 40
Schwere Fettleibigkeit	BMI 40 und darüber

Alkohol und Tabletten

Einen edlen Rotwein zu trinken macht Spaß – aber auch nur, solange man wach ist. Ebenso wie viele Tabletten, besonders Schlafmittel, entspannt Alkohol die Muskeln. Der Effekt: Zunge, Gaumen und Gaumensegel «pappen» zusammen.

Rauchen

Raucher sind Sünder, allein schon deswegen, weil sie den Duft von sommerblumenfrischer Bettwäsche ruinieren, wenn sie sich hineinlegen. Außerdem schädigt Rauchen das Gewebe der oberen Luftwege und verstärkt die Schleimproduktion in der Nase. «Es ist aber nicht wissenschaftlich nachgewiesen, dass Rauchen Schnarchen oder gar Apnoen auslöst», kommentiert Dr. Hein.

Alter

Alle Statistiken beweisen, dass in den höheren Altersgruppen mehr geschnarcht wird als bei den jüngeren Kollegen. Ursache dafür ist der natürliche Verfall des Körpers, denn auch im Rachenraum lässt die Muskelspannung nach. Wissenschaftler sind allerdings der Ansicht, dass dies nicht allein ausschlaggebend ist. Offenbar spielen auch hormonelle Veränderungen eine Rolle. Außerdem scheint die atemregulierende Funktion des Gehirns im Alter häufiger gestört zu sein.

Schlafposition

Besonders zufriedene und selbstbewusste Menschen schlafen auf dem Rücken, verschränken die Hände hinter dem Kopf und lächeln im Schlaf die Decke an. Zu dumm, dass sie genau in dieser Haltung oft schnarchen, denn die Zunge fällt aufgrund der Schwerkraft in den Rachen.

Verengte Nase

Pop-Alien Michael Jackson schnarcht womöglich, weil er seine Nase zu einem stupsigen Haken hat verkleinern lassen. Bei den meisten Menschen aber sind die Probleme angeboren: Sie haben eine verkrümmte Nasenscheidewand, Nasenpolypen, eine chronische Nasennebenhöhlenentzündung oder sogar eine Kombination dieser Probleme. In jedem Fall kann die Luft beim Schlafen nicht ungehindert ein- und ausströmen, was dazu führt, dass der Betroffene auch durch den Mund atmet – das Schnarchkonzert beginnt. Grippe, Heuschnupfen oder eine Bronchitis können übrigens denselben Effekt haben.

Vergrößerte Weichteile im Rachenraum

Liegt es am Gaumensegel, an den Mandeln, an der Zunge oder am Zäpfchen? Wenn im Rachenraum auch nur ein einziges Organ unnatürlich vergrößert ist, funktioniert die Atmung nicht mehr planmäßig, zumal im Schlaf die Muskelspannung nachlässt und sich die Organe übereinander legen können. Bei Kindern sind häufig die Mandeln vergrößert, bei Menschen mit Down-Syndrom die Zunge. Bei den meisten OSAS-Patienten ist die Zungenwurzel zu dick oder ragt zu weit in den Rachen hinein.

Fehlstellung des Kiefers

Der Rachen kann auch deshalb verengt sein, weil der Kiefer ungewöhnlich geformt oder gelegen ist – also zum Beispiel, wenn der Unterkiefer ein Stück nach hinten versetzt ist (Rückbiss). Eine solche Fehlstellung kann äußerlich unauffällig sein und dennoch den Luftstrom im Rachen deutlich beeinträchtigen.

Maßnahmen gegen das Schnarchen

Zuerst die schlechte Nachricht: Es gibt kein Allheilmittel gegen das Schnarchen. Jetzt die gute: Nach eingehender Untersuchung und genauer Diagnose lassen sich einige Ursachen beseitigen – nicht zuletzt durch den Betroffenen selbst.

Rauchen einstellen

Es ist zwar nicht bewiesen, dass Rauchen direkt Schnarchen auslöst – aber auffällig viele Schnarcher rauchen auch. Allein aus Gründen der Vorbeugung muss es deshalb heißen: Finger weg von den Glimmstängeln. Herz und Lunge werden es Ihnen sowieso danken.

Keinen Alkohol trinken

Ein alkoholischer Schlummertrunk mag einen müde machen – für den Schlaf ist er Gift. Alkohol entspannt die Muskeln im Rachenraum und kann bewirken, dass sich Zäpfchen und Gaumensegel schlapp auf die Zungenwurzel legen. Und dies verhindert eine ruhige, gleichmäßige Atmung. «Alkoholisierte Menschen haben zudem nur einen leichten, oberflächlichen Schlaf, sie erreichen die Tiefschlafphase nicht», ergänzt Schlafexperte Dr. Hein. Deshalb: Harmlose Schnarcher sollten nur in Maßen Alkohol trinken, krankhafte Schnarcher am besten ganz darauf verzichten. Medikamente, wie etwa Schlaftabletten, können eine ähnlich muskelentspannende Wirkung haben. Fragen Sie Ihren Hausarzt, welche Pillen verzichtbar sind.

Abspecken

Viele Schnarcher sind übergewichtig, das Fett schnürt ihnen buchstäblich die Luft ab, denn es lagert sich auch im Rachenraum ab. Für OSAS-Betroffene ist es deshalb wichtig, ihr Gewicht zu normalisieren. Selbst wenn das Schnarchen dadurch nicht ganz aufhört – die Zahl und Dauer der Atemaussetzer (Apnoen) verringert sich mit jedem Kilo.

Schlafposition verändern

Die Rückenlage ist besonders schnarchverdächtig, weil die Zunge unter Umständen in den Rachenraum fällt und so die Luftröhre blockiert. Schnarcher sollten deshalb auf der Seite oder auf dem Bauch schlafen. Ein Trick hilft dabei: Lassen Sie auf das Rückenteil Ihres Pyjamas eine kleine Stofftasche aufnähen und stecken Sie einen Golf- oder Tennisball hinein. Diese Konstruktion verhindert, dass Sie sich nachts auf den Rücken drehen. «Bei leichten Störungen bringt die Änderung der Schlafposition etwas, aber bei schwerem OSAS hilft auch das nicht weiter», sagt Dr. Hein.

Nasensprays benutzen

In der Apotheke sind rezeptfrei Nasensprays erhältlich, diese Sprays sollten Sie aber nur nach Rücksprache mit Ihrem Arzt einsetzen. Sie können Menschen helfen, die nur dann schnarchen, wenn sie einen Schnupfen haben. Chronische Schnarcher und OSAS-Patienten können mit Sprays nichts ausrichten.

Theophyllin einnehmen

Theophyllin ist ein atemwegserweiterndes Medikament, das für Asthmatiker entwickelt wurde. Einige Mediziner verordnen es bei leichter Schlafapnoe und sprechen von einer Erfolgsrate von 30 Prozent. Neuere Studien stellen diese Behauptung in Frage: Offenkundig ist Theophyllin völlig wirkungslos und zur Behandlung von OSAS ungeeignet.

Kiefer mit Prothese oder OP korrigieren

Fehlstellungen des Kiefers lassen sich mit so genannten Esmarch-Prothesen korrigieren. Sie verschieben Unterkiefer und Zunge etwas weiter nach vorne und sorgen damit für eine größere Öffnung des Rachens. Das Tragen dieser Prothesen ist gewöhnungsbedürftig, aber hilfreich – sofern das Schnarchen nur schwach ausgeprägt ist und keine anderen Ursachen vorliegen. Ist der Kiefer stark verformt, kann der Kieferchirurg eingreifen. Eine weitere Variante besteht darin, den gesamten Unter- und Oberkiefer einen Zentimeter nach vorne zu versetzen, um den Rachenraum zu weiten. «Diese Operation ist erfolgversprechend und verändert das Gesicht nur minimal, unter meinen Patienten haben sich allerdings weniger als ein Prozent dafür entschieden», erläutert Dr. Hein.

Atemmaske anlegen

Sexy sieht eine Atemmaske nicht gerade aus. Und es ist auch gar nicht so einfach, sich in den Schläuchen *nicht* zu verheddern. Aber die Atemmaske, die eine Überdruckatmung (nCPAP) herstellt, ist das erfolgreichste und bewährteste Mittel in der OSAS-Therapie. Für Patienten, die seit Jahren keine einzige Nacht mehr richtig durchgeschlafen haben, bedeutet die Maske geradezu eine Erlösung. Der Trick dabei ist, dass das Gerät, mit dem die Maske über einen Schlauch verbunden ist, den Luftdruck im Rachen erhöht. Dadurch bleiben die Atemwege offen, die Apnoen entfallen, und der Schlaf wird ruhiger. Die Nachteile der Maske sind: Die Schleimhäute von Mund und Nase können austrocknen, manche Betroffene stört auch das Brummen des Geräts. Außerdem ist die Maske nur ein Hilfsmittel: Wer ohne schläft, schnarcht auch wieder. Dennoch: «Für Patienten, die ernsthafte Beschwerden haben, ist nCPAP oft die einzige Lösung – und sie gewöhnen sich zu rund 90 Prozent an die Maske», resümiert Dr. Hein.

Nase operieren lassen

Der Teufel steckt bekanntlich im Detail, und das ist manchmal eben die Nase. Die Chirurgie ist auf diesem Feld jedoch weit fortgeschritten und kann allerhand Probleme korrigieren: verkrümmte Nasenscheidewände, vergrößerte Nasenmuscheln, Nasenpolypen und Nebenhöhlenerkrankungen. Die Eingriffe können Schnarchern helfen, ihr Problem ein für allemal ad acta zu legen – wenn es sich denn allein auf Nasendeformationen zurückführen lässt (was nur sehr selten der Fall ist).

Weichteile modellieren lassen

Gaumensegel, Zäpfchen und Mandeln sind nicht aus Stein. Sie lassen sich zum Beispiel mittels Laser schonend modellieren. Was im Klartext bedeutet, dass überflüssiges Gewebe verödet wird. Diese Methode haben Mediziner auf den schönen Begriff Uvulopalatopharyngoplastik, kurz UPPP, getauft, zu Deutsch Gaumensegelplastik. Die UPPP-Operation dauert keine 20 Minuten und hat nur geringe Folgewirkungen, die anfänglichen Schluckbeschwerden klingen schnell wieder ab. Der Rachenraum des Patienten ist nach einer solchen Behandlung deutlich «aufgeräumter», im Schlaf kann das Gewebe nicht mehr so leicht im Luftstrom schwingen oder sich überlagern. Für harmlose Schnarcher ist der Eingriff eine erwägenswerte Therapie, bei OSAS-Patienten reicht er nicht aus. «Die OP beseitigt vielleicht das

Schnarchgeräusch, nicht aber die häufigste Atemwegsbehinderung: die Verengung des Rachens durch die Zunge», sagt Dr. Hein.

Luftröhrenschnitt

Das radikalste und letzte Mittel der Anti-Schnarch-Therapie ist der Luftröhrenschnitt. Der Patient erhält einen künstlichen verschließbaren Ausgang direkt an der Luftröhre. Das heißt: Er kann tagsüber, bei geschlossenem Ausgang, ganz normal atmen und sprechen. Nachts öffnet er den Ausgang und schaltet damit seinen Nasen- und Rachenraum sozusagen aus. Diese Maßnahme wird aber nur in Betracht gezogen, wenn alle anderen Therapien versagt haben, was gelegentlich bei extrem übergewichtigen Menschen mit 250 Kilo und mehr der Fall ist.

Und so beugen Sie vor

Gegen das Schnarchen gibt es ein paar sehr einfache Vorbeugungsmaßnahmen: Leben Sie gesund, bauen Sie gegebenenfalls Gewicht ab und verzichten Sie auf allzu viel Alkohol sowie auf Zigaretten. Und treiben Sie Sport – gerne auch im Bett. Gute Nacht!

Tinnitus

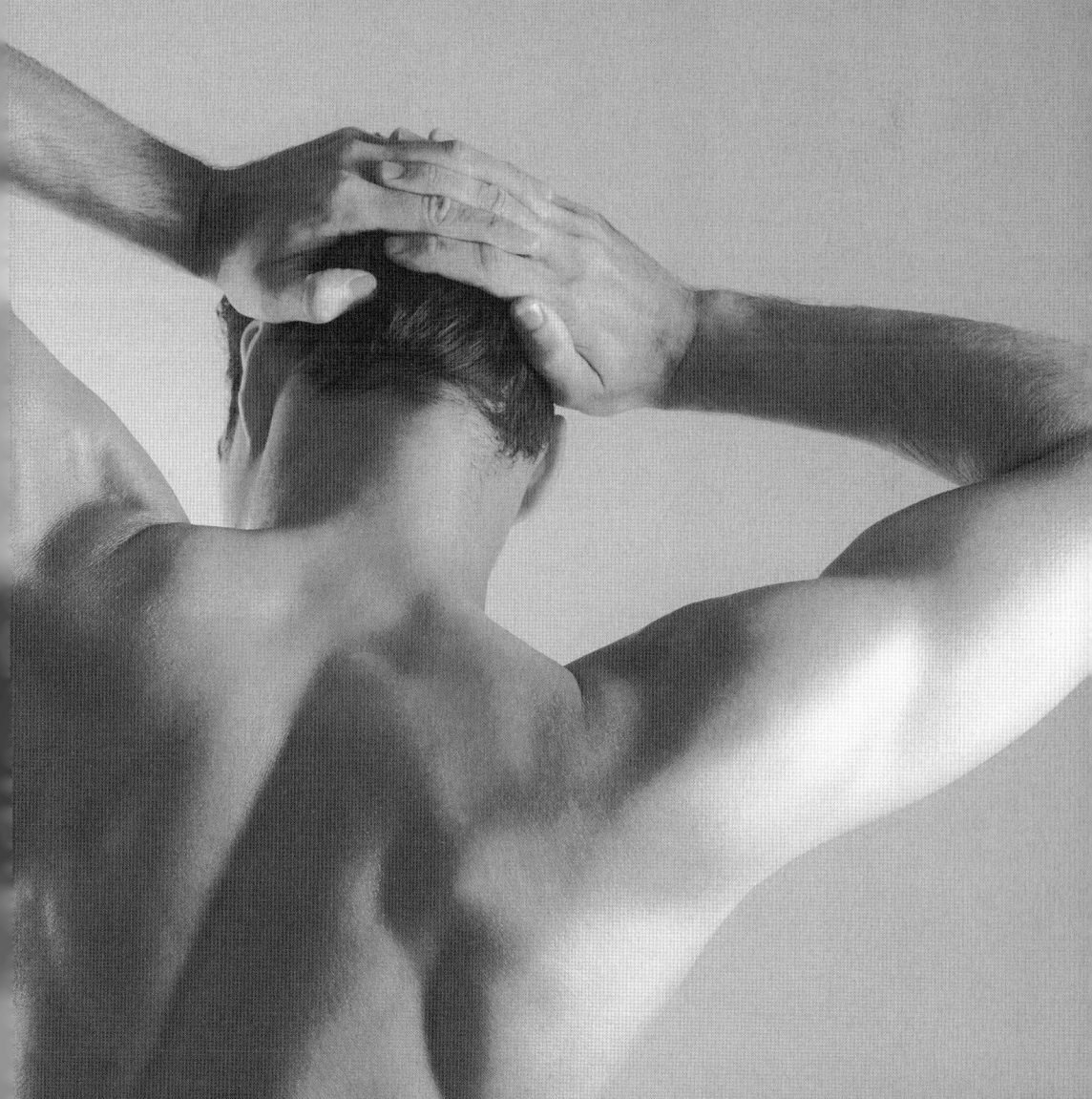

Ich höre was, was du nicht hörst!

Was haben Aristoteles, Ludwig van Beethoven und Sylvester Stallone gemeinsam? Eine unstillbare Vorliebe für Makkaroni arrabiata? Rothaarige Ehefrauen über 1,90 Meter? Eine heimliche Passion fürs Klarinettenspiel? Nein, nichts dergleichen. Sie alle litten oder leiden unter einem Ohrgeräusch, dem so genannten Tinnitus.

Der Begriff leitet sich von dem lateinischen Verb «tinnire» ab, auf Deutsch: klingeln, klimpern oder schellen. Damit ist das Spektrum der Geräusche, die Tinnitus-Patienten wahrnehmen, aber noch lange nicht abgedeckt. Der tschechische Komponist Bedřich Smetana («Die Moldau») beschrieb sein Leiden vor gut 130 Jahren so: «Die größte Qual bereitet mir das fast ununterbrochene Getöse im Inneren, das mir im Kopf braust und sich bisweilen zu einem stürmischen Gerassel steigert. Dieses Dröhnen durchdringt ein Gekreisch von Stimmen, das mit einem falschen Zischen beginnt und bis zu einem furchtbaren Gekreisch ansteigt, als ob Furien und alle bösen Geister auf mich losfahren würden. In diesen höllischen Lärm mischt sich dann das Geschmetter falsch gestimmter Trompeten und anderer Instrumente. Und das alles übertönt und stört meine eigene Musik, die gerade in mir aufklingt. Beim Komponieren wird das Brausen schlimmer, in ruhiger Stimmung leiser. Oft bleibt nur, die Arbeit zu unterbrechen.»

Smetana hinterließ der Nachwelt sogar einen musikalischen Eindruck seiner Qual. 1876 komponierte er das «Streichquartett Nr. 1 in e-Moll» mit dem Titel «Aus meinem Leben». Im vierten Satz, der seinen letzten Lebensabschnitt illustriert, bricht die nahezu überschwängliche Melodie plötzlich ab, und der erste Violinist spielt ein starres, lautes, viergestrichenes e. Smetana schrieb dazu: «Es ist das Klagesymbol für das schicksalsschwere Pfeifen in den höchsten Tönen, das im Jahre 1874 in meinen Ohren entstand und meine beginnende Taubheit ankündigte.»

Doch keine Sorge: Nicht jeder Betroffene hat einen solchen Höllenlärm im Kopf wie Smetana, und dem Tinnitus folgt auch nicht zwangsläufig die Taubheit. In den meisten Fällen ist der Tinnitus eher harmlos, er piept kurz auf, zum Beispiel nach einem dröhnenden Rockkonzert, verabschiedet sich dann aber auch schnell wieder. Problematisch wird es erst, wenn sich das «Phantom im Ohr» dauerhaft einnistet und es pausenlos rasselt, pfeift, brummt oder zischt. Manche Menschen leiden so sehr unter diesen Geräuschen, dass sie nachts nicht mehr schlafen können oder in Depressionen versinken. Der Maler Vincent van Gogh soll sich nur deshalb ein Ohr abgeschnitten haben, weil er seinen Tinnitus nicht mehr ertragen konnte – das behaupten zumindest einige Historiker.

Tinnitus: Zahlen, Daten, Fakten

Hat jeder Mensch einen Tinnitus? Experimente aus den fünfziger Jahren deuten darauf hin: Steckt man kerngesunde Menschen in schallisolierte Kabinen, so nehmen 93 Prozent nach fünf Minuten ein Ohrgeräusch wahr. Im Alltag scheinen sie ihren Tinnitus einfach zu überhören.

Etwa acht Millionen Deutschen gelingt das nicht: Sie leiden unter einem mehr oder weniger ausgeprägten Geklingel im Ohr.

- Zehn Prozent der Deutschen haben Ohrgeräusche, die spontan entstehen (zum Beispiel in einer besonders stressigen Situation) und jeweils länger als fünf Minuten andauern.
- Vier Prozent empfinden das Gerassel im Ohr als mäßige oder auch schwere Plage.
- Ein Prozent gibt an, der Tinnitus verringere die Lebensqualität deutlich.
- Ein halbes Prozent sagt, dass aufgrund der ständigen Soundkulisse kein normales Leben mehr zu führen sei.

Das Risiko, ein dauerhaftes Ohrgeräusch zu entwickeln, steigt mit dem Lebensalter. Außerdem scheinen bestimmte Berufsgruppen besonders gefährdet zu sein, vor allem Lehrer und Arbeiter in so genannten Lärmberufen haben häufig mit einem Tinnitus zu kämpfen. Lärmschäden (zu denen auch das Ohrgeräusch gehört) stehen in den Charts der berufsbedingten Erkrankungen neuerdings auf Platz eins. «Die Zahl der Patienten nimmt zu», resümiert Dr. Eberhard Biesinger, einer der führenden deutschen Tinnitus-Experten. «Und was ich besonders alarmierend finde: Immer mehr junge Menschen sind betroffen.»

Tinnitus ist keine Krankheit, sondern «nur» ein Symptom. Das Ohrgeräusch muss verstanden werden als eine schrille Alarmglocke, die uns signalisiert, dass wir in eine körperliche oder seelische Schieflage geraten sind. Diese Erkenntnis ist noch relativ jung: In den vergangenen Jahrzehnten nahmen Ärzte Tinnitus-Patienten oft nicht ernst und schickten sie einfach wieder nach Hause. Grund dafür mag auch eine gewisse Hilflosigkeit gewesen sein – und in der Tat existiert bis heute keine medizinische «Fliegenklappe», um sich des lästigen Begleiters einfach zu entledigen.

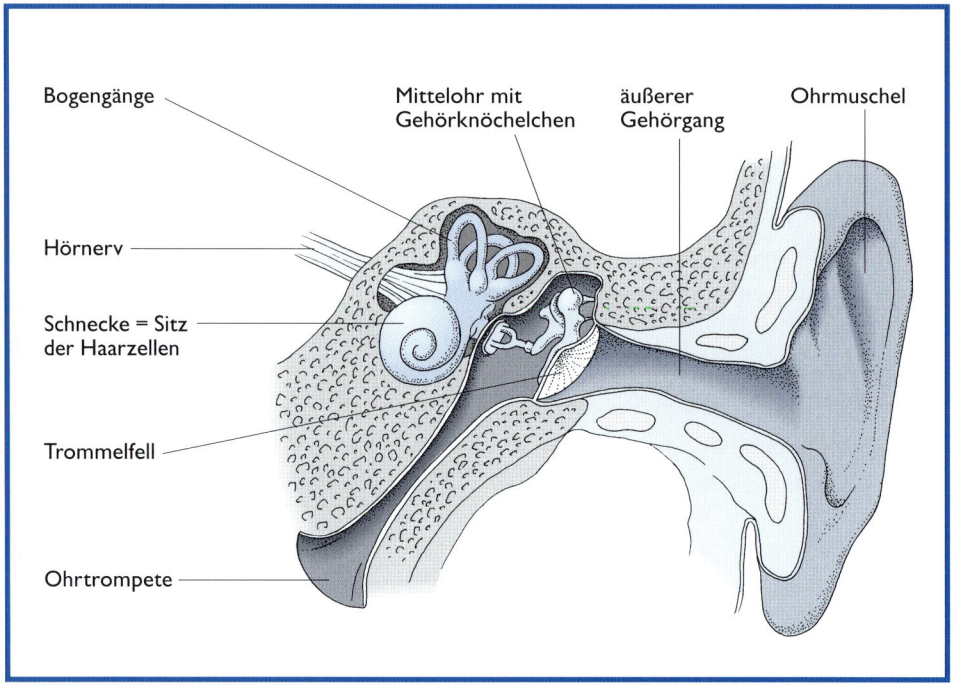

Bogengänge — Mittelohr mit Gehörknöchelchen — äußerer Gehörgang — Ohrmuschel — Hörnerv — Schnecke = Sitz der Haarzellen — Trommelfell — Ohrtrompete

Auslöser:
Wenn's was auf die Ohren gibt

Ein Grippevirus löst Grippe aus. Das ist für den Betroffenen unangenehm, aber medizinisch gesehen eine ehrliche Sache: Man weiß, was man hat. Der Tinnitus ist dagegen ein rätselhaftes, chamäleonhaftes Phänomen, er kann etliche Gründe und Auswirkungen haben. Das macht es für den behandelnden Arzt nicht eben leichter.

Grundsätzlich unterscheidet man zwischen «objektivem» und «subjektivem» Tinnitus. Der objektive Tinnitus entsteht durch Erkrankungen des Gehörgangs, die einen nachweisbaren, messbaren Ton erzeugen (etwa Blutgefäßveränderungen, die ein pulsähnliches Geräusch machen). Der Arzt kann solche Geräusche «mithören». Dies ist aber nur äußerst selten der Fall. Meist liegt ein subjektiver Tinnitus vor, also ein Geräusch, das nur der Betroffene selbst hört. Weder der Arzt noch irgendjemand sonst kann es miterleben. Auslöser für den Tinnitus können sein:

Lärmschäden/Knalltrauma

Etwa 30 Prozent der Patienten, die über ein Ohrgeräusch klagen, haben das erlitten, was im Amtsdeutsch Lärmschädigung heißt. Im Klartext: Ihnen ist ein Silvesterkracher vor dem Ohr explodiert, sie standen auf dem letzten Heavy-Metal-Konzert direkt neben der Box oder arbeiteten ungeschützt mit dem Presslufthammer. In jedem Fall bekamen ihre Ohren eine Überdosis Lärm ab, der die hoch empfindlichen Haarzellen in der Ohrschnecke in Mitleidenschaft gezogen hat.

Durchblutungsstörungen

Blutgefäße und Nervenzellen mögen es nicht, wenn ihnen das Blut abgedreht wird, denn dann können sie nicht mehr richtig arbeiten. Viele HNO-Ärzte glauben, dass genau das bei Tinnitus-Betroffenen der Fall ist. Warum die Durchblutung gestört ist, ist eine andere Frage: Möglicherweise liegt Arteriosklerose vor, vielleicht aber auch eine Verletzung.

Hörsturz

Ein Hörsturz ist ein schockierendes Erlebnis: Plötzlich ist man auf einem Ohr fast oder ganz taub. In vielen Fällen regeneriert sich das Ohr zwar von alleine, aber es bleibt ein Ohrgeräusch und/oder eine verminderte Hörfähigkeit zurück.

Erkrankungen der Halswirbelsäule

Bürohengste kennen das Problem: Irgendwann verspannen sich die Schultern, und der Nacken wird steif. Diese Blockaden der Halswirbelsäule können Ohrgeräusche auslösen. Ein Schleudertrauma – die häufige Folge eines Autocrashs – im Übrigen auch.

Probleme im Zahn-Kiefer-Bereich

Bei manchen Menschen rumort es ohnehin im Kopf, weil sie mit den Zähnen knirschen, weil die Kiefer nicht richtig aufeinander passen und deshalb ständig «klappern» oder weil eine OP einen «dröhnenden» Schmerz im Rachenraum hinterlassen hat. Diese Vorbelastungen können einen Tinnitus auslösen oder auch verstärken.

Presbyakusis

Im Alter lässt die Hörfähigkeit oft nach, das meistbenutzte Wort von Omas und Opas ist nicht zufällig: «Waaaaaassss?» Mediziner nennen diesen natürlichen Verfalls- prozess Presbyakusis und er ruft manchmal, aber nicht zwangsläufig, einen Tinnitus hervor.

Akustikusneurinom

Das Akustikusneurinom ist ein gutartiger Tumor, der sich am Hörnerv bildet und sehr langsam wächst. Weil er den Hörnerv abdrücken kann, muss er operativ be- handelt werden. Eine der Begleiterscheinungen dieser Erkrankung ist ein einseitiges Ohrgeräusch.

Morbus Menière

Karussell fahren macht Spaß. Aber nur deshalb, weil man weiß, dass das Karussell auch wieder anhält. Morbus Menière ist die heimtückische Variante dieses Vergnü- gens: ein anfallsweise auftretender Drehschwindel. Ursache ist eine Erkrankung der Gleichgewichtsorgane im Innenohr, die meist mit Schwerhörigkeit und Tinnitus einhergeht. Dieses sind die zentralen Auslöser von Tinnitus – aber es gibt noch zahl- reiche weitere. Sie sollen hier nur kurz genannt werden:

- Herz-Kreislauf-Erkrankungen (vor allem Herzrhythmusstörungen)
- Stoffwechselerkrankungen (Diabetes, erhöhte Blutfettwerte, erhöhte Blutgerin- nung)
- Nierenerkrankungen
- Störungen des Hormonhaushalts
- Verknöcherung des Übergangs vom dritten Hörknöchelchen zum Innenohr (Oto- sklerose)
- chronische Mittelohrentzündung, Tubenfunktionsstörungen
- Vergiftungen (vor allem durch Medikamente wie Diuretika und einige Antibiotika, Acetylsalicylsäure und Chinin)
- Schädel-Hirn-Verletzung
- Erkrankungen des Zentralnervensystems
- Narkosen (insbesondere Rückenmarksnarkosen)
- starker Flüssigkeitsverlust durch Hitze, Sport etc.

Was genau im Körper passiert, wenn ein Tinnitus auftritt, weiß die Wissenschaft bis heute nicht, denn die Verarbeitung der Höreindrücke ist hoch komplex: Jeder Ton durchläuft zwischen Ohrmuschel und Gehirn zahlreiche Stationen, bevor wir ihn als solchen registrieren. Es gibt daher fast unendlich viele Fehlerquellen, die dazu führen können, dass der Mensch plötzlich seine eigenen Töne produziert.

Eine derzeit populäre Theorie besagt, dass der Tinnitus so etwas Ähnliches sei wie der Wackelkontakt an einer Glühbirne: Die Haarzellen in der Hörschnecke sind geschädigt, und es entstehen Leckströme, also spontane Energieentladungen, die sich im Gehirn zu bizarren Sounds zusammensetzen. Aber das ist, wie gesagt, nur eine Theorie.

Fest steht allein, dass die Betroffenen ganz unterschiedliche Symptome entwickeln: Manche hören Geräusche (etwa ein Pfeifen, Rauschen, Summen, Zischen, Hämmern, Knarren, Klopfen oder Klingeln), andere glauben, simple Melodien zu vernehmen – es existieren aber auch Mischformen. Außerdem ist es möglich, dass die Sounds in einem Ohr, in beiden Ohren oder als Kopfgeräusche wahrgenommen werden. Die Lautstärke liegt meist nur unwesentlich über der persönlichen Hörschwelle, also bei etwa zwei bis fünf Dezibel: Ein Blatt, das vom Baum auf den Boden herabschwebt, verursacht in etwa den gleichen «Lärm»-Pegel. Die Betroffenen haben dennoch manchmal das Gefühl, ihnen würde ein Lkw mit einer schlecht gepackten Ladung Smarties durch den Kopf fahren, sie empfinden das Geräusch also völlig überdimensioniert. «Je mehr Aufmerksamkeit jemand dem Tinnitus schenkt, desto stärker leidet er darunter», sagt Dr. Biesinger, der im bayerischen Traunstein eine spezialisierte HNO-Praxis führt. «Die Frage der Lautstärke eines Ohrgeräuschs ist demgegenüber völlig irrelevant.»

Die Therapie des akuten Tinnitus

Wenn es plötzlich im Ohr fiept, sollten Sie nicht gleich panisch werden. Meist verflüchtigt sich der Ton von alleine, eine selig durchschlummerte Nacht ist Therapie genug. Sollte der Ton am nächsten Tag noch da sein, müssen Sie jedoch sofort zum HNO-Arzt. Grund: Beschädigte Haarzellen lassen sich nur innerhalb der ersten Tage wiederbeleben.

Der HNO-Arzt checkt zunächst den äußeren Gehörgang und das Trommelfell und prüft dann, ob ein Schaden am Mittelohr, in der Hörschnecke im Innenohr oder, was sehr selten vorkommt, ein Tumor am Hörnerv vorliegt (Akustikusneurinom). Dafür muss sich der Patient einem Hörtest (Audiogramm) und weiteren Untersuchungen unterziehen.

«Wenn ein Innenohrschaden vorliegt, behandeln wir den Patienten, als hätte er einen Hörsturz erlitten», erklärt Dr. Biesinger. «Wir geben Kortison und durchblutungsfördernde Medikamente, unter Umständen schicken wir ihn auch in eine Überdruckkammer, um die Sauerstoffversorgung der Gefäße in seinem Ohr zu verbessern.» Über 80 Prozent der Betroffenen können so geheilt werden.

Bei anderen Ursachen sind andere Therapien gefragt. Büromenschen mit einem völlig verspannten Rücken brauchen Massagen, Profilneurotiker psychologische Beratung, Menschen, deren Tinnitus nur bei einer Erkältung auftritt, sind mit Aspirin, Vitamin C und Ruhe gut bedient. Bei einer Fehlstellung des Kiefers muss der Kieferorthopäde ran.

Meist aber – und das ist das Beängstigende am Tinnitus – lassen sich keine Ursachen finden, und die Untersuchungsdaten sind völlig normal. Viele HNO-Ärzte verordnen dann rein vorsorglich durchblutungsfördernde Medikamente, wirklich entscheidend aber ist die Beratung. «Ich muss als Arzt versuchen, dem Patienten die Angst vor seinem Ohrgeräusch zu nehmen», sagt Biesinger. «Wenn er sich ständig darauf konzentriert, nistet sich der Ton erst recht im Gehirn ein.»

Der chronische Tinnitus

War die Akutbehandlung erfolglos, wird der Tinnitus unter Umständen chronisch. Mediziner benutzen diese Klassifikation, wenn es auch nach einem Jahr noch im Ohr bimmelt. Im schlimmsten Fall hat der Betroffene wegen der Lärmattacken bereits weitere Symptome entwickelt:

- Konzentrationsschwächen
- Einschlafschwierigkeiten
- Ängste
- Überempfindlichkeit bei lauten Geräuschen (Hyperakusis)
- Frustration und Depressionen
- Beeinträchtigung des Hörens und mithin der Kommunikation mit anderen Menschen

- Probleme beim Entspannen
- Gleichgewichtsstörungen
- Kopfschmerzen, Benommenheit
- zeitweiser Verlust des Selbstvertrauens
- sozialer Rückzug bis hin zur Isolation

Diese Symptome können auftreten, müssen aber nicht. Viele Tinnitus-Patienten rutschen kurzfristig in eine Phase der Mutlosigkeit, schaffen es dann aber auch, da wieder herauszukommen – nicht zuletzt aufgrund der richtigen Maßnahmen, etwa einer Tinnitus-Retraining-Therapie (siehe unten).

Smetana und die Scharlatane

Zu Bedřich Smetanas Zeiten, also im 19. Jahrhundert, listeten die medizinischen Lehrbücher bereits mehr als 20 Arzneien gegen das Ohrensausen auf. Kein Wirkstoff jedoch konnte das lästige Übel zuverlässig beseitigen. Der verzweifelte Komponist landete daher bei einem Wunderheiler, der ihm 1877 Hals und Ohren punktierte. «Das Resultat war praktisch null», schrieb Smetana verbittert, «statt des Gehörs gewann ich einen geschwollenen Hals.»

Auch heute tummeln sich viele Scharlatane auf dem Gesundheitsmarkt. Die Umsätze, die sie mit Tinnitus-Patienten erzielen, gehen laut Dr. Biesinger in die Millionen. «Es gibt aber eine Faustregel, um sich vor unseriösen Anbietern zu schützen», sagt der Experte. «Vergessen Sie alle Therapien, die versprechen, Ihr Ohrgeräusch sofort und vollständig zu beseitigen, und vergessen Sie alle Therapien, die extrem kostspielig sind.»

Wie stark ist Ihr Tinnitus?

	ja/	z.T.	/nein
Ich wache in der Nacht wegen meines Tinnitus öfter auf.	O	O	O
Ich glaube, dass ich den Ohrgeräuschen nie entkommen werde.	O	O	O
Die Ohrgeräusche sind die meiste Zeit laut.	O	O	O
Wenn die Ohrgeräusche andauern, wird mein Leben nicht mehr lebenswert sein.	O	O	O
Wegen der Ohrgeräusche bin ich gereizter.	O	O	O
Wegen der Ohrgeräusche fällt es mir schwerer, mich zu entspannen.	O	O	O
Oft sind die Ohrgeräusche so schlimm, dass ich sie nicht ignorieren kann.	O	O	O
Wegen der Ohrgeräusche bin ich leichter niedergeschlagen.	O	O	O
Ich bin ein Opfer meiner Ohrgeräusche.	O	O	O
Die Ohrgeräusche haben meine Konzentration beeinträchtigt.	O	O	O

Wenn Sie mehr als zwei Fragen mit einem klaren Ja beantwortet haben, ist Ihr Tinnitus ein echter Quälgeist, den Sie in die Schranken weisen sollten. Wo Sie Hilfe finden können, erfahren Sie im Adressenverzeichnis (siehe Anhang).

Dieser Fragebogen wurde von G. Goebel aus dem Englischen übersetzt. Es handelt sich um den Ausschnitt einer Kurzfassung des von R. Hallam, S.C. Jales und R. Hinchcliffe entwickelten Tinnitus-Fragebogens (1988), der von G. Goebel und W. Hiller an der Klinik Roseneck, Prien am Chiemsee, deutschen Verhältnissen angepasst wurde.

Die Tinnitus-Retraining-Therapie

In den sechziger Jahren, als der Tinnitus noch weithin unerforscht war, gab es verzweifelte Patienten, die mit Selbstmord drohten, falls ihnen nicht schleunigst geholfen würde. Einige Ärzte gaben dem Drängen nach und ließen sich dazu hinreißen, die Hörnerven der Betroffenen zu durchtrennen. Die Patienten waren nach der OP taub – hatten aber, und das ist ebenso grausam wie tragisch, zum Teil immer noch dasselbe Gerassel im Kopf. Wichtiger als das Ohr ist eben das Gehirn, wichtiger als das Geräusch dessen Wahrnehmung.

Wie diese Wahrnehmung funktioniert und wie gut sie sich schulen lässt, kann man in jeder frisch gebackenen Familie beobachten. Vor dem Fenster fährt eine S-Bahn vorbei, die Mieter nebenan testen ihre neue Hifi-Anlage, in der Küche brummt ein uralter Kühlschrank – all das interessiert die junge Mutter nicht, sie schläft nachts wie ein Murmeltier. Wenn ihr Neugeborenes aber auch nur leise zu wimmern beginnt, ist sie sofort hellwach. Und das, obwohl sie das Wimmern bislang vielleicht nur wenige Male in ihrem Leben gehört hat.

Die Quintessenz dieser Anekdote ist eine alte Volksweisheit: «Jeder hört nur das, was er hören will.» Und die Tinnitus-Retraining-Therapie (TRT), die wichtigste Behandlungsmethode für chronischen Tinnitus, macht sich genau diese Erkenntnis zunutze. Ein interdisziplinäres Team von Beratern (HNO-Arzt, Psychologe, Hörgeräteakustiker und andere) entwickeln für jeden Patienten ein individuelles Programm, das darauf abzielt, den Tinnitus zu «überhören», ihn also gar nicht mehr wahrzunehmen und mit der Zeit ganz zu vergessen.

Ein wichtiges Element dieses Konzepts ist, die Assoziation «Tinnitus gleich Gefahr!» zu durchbrechen. Das Ohrgeräusch soll eben nicht den Status eines Babywimmerns haben, sondern den eines bedeutungslosen Kühlschrankbrummens, das man getrost ignorieren darf. Um diese innere Haltung zu erlangen, werden die Patienten zunächst intensiv über das Phänomen Tinnitus aufgeklärt. Danach lernen sie Entspannungs- und Konzentrationsübungen, die das Geräusch langsam vergessen machen. «Je besser man sich ablenken kann, geistig und emotional, desto stärker tritt der Tinnitus in den Hintergrund», erläutert Dr. Biesinger. «Irgendwann nimmt man ihn gar nicht mehr wahr: Der Patient ist tatsächlich geheilt.»

Ein Hilfsmittel der klassischen TRT sind Rauschgeneratoren, so genannte Masker. Das sind kleine Geräte, die man sich ins Ohr einsetzt (auch in Kombination mit Hörgeräten). Diese Masker fluten das Ohr mit einem rosa Rauschen, das den Tinnitus umspült und schließlich regelrecht untergehen lässt. Andere Masker sind so eingestellt, dass sie den Ton des Tinnitus spiegeln und damit nahezu neutralisieren. Betroffene, die solche Geräuschgeneratoren gelegentlich tragen, zum Beispiel um sich abends auf dem Sofa zu entspannen, empfinden diese akustische Maßnahme als äußerst angenehm, schon allein deshalb, weil sie nun nicht nur ihren eigenen Tinnitus hören. «Die Masker sind eine Krücke, aber eine mitunter recht effektive

Krücke», sagt Dr. Biesinger. «Wir setzen sie bei etwa zehn Prozent der Patienten mit chronischem Tinnitus ein.»

Die TRT ist die erfolgreichste Behandlung bei chronischem Tinnitus. Sie dauert rund 18 Monate, die Krankenkassen übernehmen zumindest einen Teil der Kosten. Nähere Informationen über die Therapie lassen sich im Internet auf den Homepages der Tinnitus-Zentren, der Tinnitus-Liga oder unter www.tinnitusportal.de nachlesen.

So bekommen Sie den Tinnitus gar nicht erst

Viel lässt sich nicht machen, um einem Tinnitus vorzubeugen. Aber ein bisschen was schon.

- Jede Zelle in Ihrem Körper braucht Blut und Sauerstoff, um richtig arbeiten zu können, die empfindlichen Gefäße in den Ohren sowieso. Sorgen Sie also dafür, dass Ihre Arterien sauber bleiben: Verzichten Sie auf Nikotin, trinken Sie Alkohol nur in Maßen, treiben Sie Sport und achten Sie auf Ihre Ernährung.
- Stress ist Gift: Der eine kriegt ein Magengeschwür, der nächste eine Glatze, der Dritte wird von einem Tinnitus heimgesucht. Auch beim besten Willen werden Sie es zwar kaum schaffen, sich den ganzen Tag so zu fühlen wie der Dalai Lama beim Mittagsschlaf, trotzdem lohnt es sich, Stimmung und Motivation im grünen Bereich zu halten. Ihr Risiko, eine dieser Stresserkrankungen zu bekommen, sinkt damit gewaltig. Versuchen Sie es mal mit Yoga oder autogenem Training.
- Gehen Sie Lärm konsequent aus dem Weg. Schon eine Beschallung von 85 Dezibel – das entspricht einem vorbeifahrenden Lkw – schadet auf Dauer Ihrem Innenohr. Zwölf Stunden Diskomusik bei 120 Dezibel sind wie eine Tracht Prügel für die empfindlichen Haarzellen. Lauschen Sie lieber mal wieder den Klängen der Natur, zum Beispiel dem sanften Prasseln eines Sommerregens, das ist wie Urlaub für Ihr Hörsystem. «Es ist merkwürdig», meint Dr. Biesinger, der bereits zwei Bücher über das Phänomen veröffentlicht hat. «Der moderne westliche Mensch hat eher Angst vor der Stille, er scheint sich nur in einer ausgeprägten Geräuschkulisse wohl zu fühlen. Erst wenn er einen Tinnitus hat, weiß er die Stille wieder zu schätzen.»

Impotenz

Mann kann (nicht) immer!

In jedem Mann steckt ein Hengst, wild und gierig, ausgestattet mit großem, mächtigem Glied. Wenn Mann nur will, treibt er jede Frau in die sexuelle Ekstase.

So das Klischee – aber dieses Klischee hat mit der Wirklichkeit ungefähr so viel zu tun wie James Bond mit einem Sachbearbeiter beim Bundesnachrichtendienst. Das richtige Leben sieht trister aus: Rund sieben Millionen Männer können im Bett nicht so, wie sie wollen, weil ihr «bester Freund» sie im Stich lässt. Ein Drittel ist zwischen 30 und 40 Jahre alt, was das Versagen noch bedrückender macht. Scham hindert die meisten daran, offen mit ihrer Partnerin oder einem Arzt zu sprechen und Hilfe zu suchen. Stattdessen geistert die Angst vor dem nächsten Durchhänger im Schlafzimmer herum und ruiniert das Selbstvertrauen. Irgendwann ist dann endgültig tote Hose.

Das muss aber nicht sein, denn die meisten psychischen und physischen Ursachen von Impotenz sind behandelbar. Und das am weitesten verbreitete Problem – ein gelegentliches Formtief im Bett – sollte sowieso keinen Mann aus der sexuellen Fassung bringen. «Auch Männer haben das Recht, mal müde und lustlos zu sein», sagt die Aachener Sexualtherapeutin Dr. Ulrike Brandenburg.

Wie oft kommen Sie?

Wie oft Männer eine Ejakulation haben, hängt bekanntermaßen auch vom Alter ab. Diese Werte geben Ihnen eine Orientierung:

- 20 bis 29 Jahre: vier- bis fünfmal pro Woche
- 30 bis 39 Jahre: zwei- bis viermal pro Woche
- 40 bis 49 Jahre: null- bis einmal pro Woche
- 50 bis 59 Jahre: null- bis einmal pro Woche
- 60 Jahre und darüber: ein- bis zweimal pro Monat

Kopf oder Körper – woran liegt es?

Wenn bei einem gesunden Mann häufiger mal die Lenden lahmen, kann das zwei Gründe haben – körperliche und seelische. Es gibt zwar keine gesicherte wissenschaftliche Statistik, aber Experten gehen davon aus, dass zwei Drittel aller Fälle auf organische Ursachen zurückzuführen sind. Das bedeutet, dass es beim statistischen Rest-Drittel im Kopf hapert. Stress im Job, Probleme in der Partnerschaft, übertriebenes Leistungsdenken – all das macht der Psyche zu schaffen. Und ist der Kopf nicht frei, rührt sich auch in der Hose wenig.

Anspannung und Stress sorgen dafür, dass der Körper Hormone wie zum Beispiel Adrenalin ausschüttet. Adrenalin verengt die Arterien und verringert damit die Blutzufuhr zum Penis. Die Erektion ist nur halb steif oder bleibt völlig aus. Ständiger Stress kann sogar dazu führen, dass der Gehalt an Testosteron, dem Männlichkeitshormon, dramatisch sinkt – dann verabschiedet sich die Lust endgültig.

Körperliche Gründe können dem Mann genauso nachhaltig den Spaß an der schönsten Sache der Welt rauben. Eine Verengung der Arterien etwa oder eine Querschnittslähmung verhindern eine Erektion. Männer, die sich die Prostata aufgrund von Krebsbefall entfernen lassen mussten, haben oft das gleiche Problem. Das sensible Nervengewebe rund um die Prostata, das die Erektion steuert, wird bei der Operation geschädigt. Ein lustvoller Geschlechtsverkehr inklusive Penetration ist dann nicht mehr möglich.

Gleichgültig aber, ob die Impotenz körperliche oder seelische Ursachen hat: Der Mann fühlt sich in seinem Innersten getroffen und leidet unter Ängsten und Minderwertigkeitskomplexen. Um das Problem im Zaum zu halten, ist eine Gesprächstherapie nützlich. «Sonst wird unter Umständen eine ganze Familie belastet, weil Impotenz immer auch den Partner betrifft», meint Angelina Borgaes, Diplompsychologin und Sexualtherapeutin aus Hamburg.

Sind Sie vielleicht impotent?

Wenn Sie über einen Zeitraum von drei bis sechs Monaten keine stramme Erektion haben, kann bei Ihnen eine Impotenz vorliegen. Um eine Ahnung zu bekommen, ob der Körper oder vielleicht doch die Seele hinter der Potenzschwäche steckt, gibt es einen einfachen Test: Kleben Sie vor dem Einschlafen einen Streifen dünnes Papier (wie es bei Luftpostbriefen verwendet wird) straff um den Penis. Befreit vom Ballast des wachen Bewusstseins, gönnt sich der Körper im Schlaf naturgemäß mehrere Erektionen. Und das bedeutet: Ist der Streifen am nächsten Morgen zerrissen, hatten Sie eine Erektion – der Körper ist also gesund! Ist der Streifen ganz geblieben, blockiert möglicherweise eine körperliche Erkrankung die Potenz.

Fragen Sie außerdem einen Arzt um Rat, wenn

- drei von vier Versuchen, den Geschlechtsverkehr zu vollziehen, wegen mangelnder Erektion scheitern;
- Sie das Gefühl haben, dass spontane Erektionen morgens und nachts seltener auftreten;
- es immer länger dauert, bis eine Erektion zustande kommt;
- auch Selbstbefriedigung zu keiner Erektion führt;
- Sie aus Angst vor dem Versagen Sex vermeiden.

Die seelischen Ursachen

Selbst bei den versiertesten Liebhabern kommt es manchmal vor, dass das beste Stück nur schlaff zwischen den Beinen baumelt. Die Ursachen dafür sind so verschiedenartig wie das Leben selbst.

Lustkiller Stress

Wenn Sie erschöpft vom Job nach Hause kommen, wollen alle abhängen: Ihre Psyche, Ihr Körper und Ihr Penis. Wundern Sie sich also nicht, wenn Sie in einer solchen Situation keine Lust haben. Manchmal kommt es auch zu einem merkwürdigen Zwiespalt: Ihr Körper signalisiert Verlangen, Ihr Kopf arbeitet aber immer noch das letzte Meeting ab. Auch dann rührt sich womöglich nichts. Die einfachste Lösung, um Körper und Seele wieder in lustvollen Einklang zu bringen, ist das, was die Tourismusindustrie seit jeher predigt: Machen Sie mal wieder Urlaub!

Der Penis kennt keinen Gehorsam

Sie möchten Ihrer Partnerin das Gefühl geben, sie sei die Marilyn Monroe des 21. Jahrhunderts? Sie liegen mit ihr bei Sonnenuntergang am Strand und wollen diese Situation unbedingt ausnutzen? Sie haben vor, nicht einmal, sondern mindestens dreimal mit ihr zu schlafen, um sich zu beweisen, was für ein Tier Sie sind? Vergessen Sie es! Ihr Penis lässt sich nicht herumkommandieren, er macht sich auch nicht für Kompromisse stark. Hier hilft nur Gelassenheit!

Hollywood Affairs

Das Kino, das Fernsehen und die Illustrierten gaukeln uns ein Ideal vor: Gertenschlanke, wunderschöne Menschen lieben sich bis zur Besinnungslosigkeit. In diesen Inszenierungen ist kein Platz für Finanzprobleme, quengelige Kinder und Mundgeruch. In der schnöden Realität allerdings schon. Versuchen Sie deshalb erst gar nicht, so etwas wie James Bond zu sein. Gestehen Sie sich Phasen von Lustlosigkeit einfach zu. So ist das Leben.

Potenzproblem Superfrau

In früheren Generationen hatte meist der Mann die Hosen an. Heute überholen immer mehr Frauen ihren Partner auf der Karriereleiter und entwickeln sich auch zu Hause zum Chef. Nicht jeder Mann akzeptiert diesen Rollentausch, und das schwindende Selbstwertgefühl schlägt leicht bis in die Boxershorts durch. In einem solchen Fall kann ein Gespräch unter sechs Augen helfen: Mann, Frau und ein Sexualtherapeut.

Das Gewissen liegt mit im Bett

Ehefrau, Geliebte, Büroaffäre: Ein vielfältiges Liebesleben kann außerordentlich anstrengend sein. Besonders für die Psyche, denn viele Männer können ihr Triebleben nicht mit ihren moralischen Vorstellungen vereinbaren. Unter dem Kopfkissen kriecht das schlechte Gewissen hervor und legt sich wie Mehltau über den Zauberstab. Männer dieser Kategorie haben ein Problem – aber nicht mit ihrer Potenz.

Keine Kinder, bitte!

Auch die Angst, ungewollt Nachwuchs zu zeugen, kann die Erektion verkümmern lassen. Das Problem heißt in diesem Fall aber nicht Impotenz, sondern Verhütung. Sobald Sie sich im Bett wieder sicher fühlen, läuft auch alles andere wie geschmiert. Der Koitus interruptus – also das Herausziehen des Glieds kurz vor dem Samenerguss – ist die denkbar schlechteste Lösung, denn diese Verhütungsmethode ist ebenso unsicher wie frustrierend: Wer will schon aufhören, wenn es am schönsten ist?

Sexklemme Kondom

Kondome schützen vor Geschlechtskrankheiten und ungewollten Schwangerschaften, verursachen bei vielen Männern aber auch Liebesleid: Kaum steht der Penis, wird er mit Latex ummantelt. Fehlt das Training, kann der Moment des Überstülpens über Sein oder Nichtsein der Erektion entscheiden. Aber keine Sorge: Übung macht den Meister.

Das macht man nicht, Junge!

Wer als Kind stets «pfui» gehört hat, wenn er sich mit seinen Genitalien oder Sex beschäftigen wollte, wird als Erwachsener kaum ein normales Liebesleben führen können. Die unterbewussten Schuldgefühle sind mitunter so stark, dass Sex mehr Qual als Lust bereitet und deshalb bis auf weiteres ausfällt. Auch hier ist ein Gespräch mit einem Sexualtherapeuten angesagt.

Beim ersten Mal tut's noch weh

Wenn frisch Verliebte erstmals in die Laken sinken, ist die Aufregung oft riesig: Das Herz pocht, der Blutdruck steigt. Da kann es schon mal passieren, dass der Penis seinen Dienst verweigert – was aber kein Drama ist. Wenn es die Partner beim nächsten Mal ruhiger angehen lassen und sich langsam vortasten, ist das vermeintliche Potenzproblem schnell gelöst. Über eine solche Panne darf auch ruhig gelacht werden!

Sex and Drugs – and nothing rolls

«Alkohol, Sir, ist ein mächtiger Erzeuger von drei Dingen: Nasenröte, Schlaf und Urin. Die Wollust, Sir, ruft er hervor und ruft sie zurück. Er erregt das Verlangen, aber er verhindert die Erfüllung.» Soweit William Shakespeare in seiner Tragödie «Macbeth». Aus medizinischer Sicht lässt sich heute sagen: Ein Glas Sekt oder Wein kann die Gefäße erweitern und die Erektionsfähigkeit fördern. Mehr Alkohol bewirkt eher das Gegenteil. Da mag das berauschte Hirn noch so sehr nach Sex lechzen, das Glied liegt längst im Koma. «0,5 Promille sollten deshalb als Verkehrsgrenze gelten», rät der Hamburger Urologe Prof. Dr. Hartmut Porst.

Kein Anschluss während dieser Nummer!

Wer das Handy wie einen Ohrring trägt und sich auch im Bett nicht davon trennen mag, kann von einem Sex-Angst-Syndrom befallen werden. Das haben taiwanesische Forscher im Chang-Gung-Krankenhaus in Taipeh festgestellt. Die Angst davor, dass der Akt durch Handygebimmel und Business-Gespräche unterbrochen werden könnte, lässt erst gar keinen Akt zustande kommen. Im Bett gilt deshalb: Kein Anschluss während dieser Nummer!

Wie sag ich's der Frau?

Wenn Sie doch endlich mal …! Kaum ein Mann hat gelernt, offen über seine eigenen sexuellen Bedürfnisse oder die Erwartungen seiner Partnerin zu sprechen. Stattdessen ist das Liebesleben oft von einer stummen Mauer aus Angst, Scham und Unsicherheit umgeben. Was aber tun, wenn einem im Bett etwas fehlt oder gar Unbehagen bereitet? Wer sich weiterhin ausschweigt, gerät in die Gefahr, seine Lust zu verlieren. Deswegen hilft nur eins: miteinander reden! Probieren Sie es einfach aus, Sie müssen ja nicht gleich Ihre allerintimsten Geheimnisse ausplaudern.

Die körperlichen Ursachen

Je älter ein Mann wird, desto häufiger machen körperliche Probleme seinem Liebesleben den Garaus. Gefäßverkalkung, Zuckerkrankheit (Diabetes), Nervenverletzungen und Hormonmangel sind die häufigsten Gründe. Auch Vorhautverengung und Penisveränderungen können jeglichen Spaß am Sex verderben. In dieser Situation hilft nur eins: Lassen Sie sich von einem Urologen gründlich untersuchen und beraten. Schließlich muss kein Mann, gleichgültig, welche Diagnose der Arzt stellt, auf eine Erektion verzichten. Die moderne Medizin kennt viele Methoden, damit Sie auch im Schlafzimmer wieder aufrichtige Zuneigung zeigen können.

Tote Hose durch Tabletten

Es gibt Pillen, die das Lustorgan anschwellen lassen. Es gibt aber leider noch viel mehr Pillen, die genau das verhindern. Wenn Sie aus der nachfolgenden Medikamentengruppe ein Mittel nehmen und unter Potenzproblemen leiden, sollten Sie mit Ihrem Arzt darüber sprechen (in keinem Fall die Medikamente einfach absetzen!).

- Blutdrucksenker
- Herzmedikamente
- Magen-Darm-Mittel
- Neuroleptika
- Antidepressiva
- Beruhigungsmittel
- psychisch anregende Mittel
- Migränemedikamente
- Entzündungshemmer

Was Sie noch über Impotenz wissen sollten

Ist der Penis zu klein?

Viele deutsche Männer glauben, dass ihr Penis zu klein sei. Was sollen da erst die Asiaten sagen, deren Glied von Natur aus ein paar Zentimeter hinter der deutschen Durchschnittslänge von erigierten 14,5 Zentimetern zurückbleibt? Tatsache ist, dass Potenz, Lust und Liebeskunst nichts mit Umfang oder Länge des Glieds zu tun haben. Bleiben Sie deshalb einfach so, wie Sie sind – und lassen Sie Ihren kleinen oder großen Freund einfach machen. Er kennt seinen Job am besten.

Wenn die Potenz absattelt

Ein Drittel der ambitionierten Radfahrer hat mitunter Taubheitsgefühle im Genitalbereich, bei sieben Prozent hält die Impotenz länger als eine Woche an. Die vermutliche Ursache: Auf ungepolsterten Sätteln wird der Penis schlecht durchblutet, weil die Nerven- und Blutbahnen eingequetscht sind. «Vor allem Fahrradkuriere und Radrennsportler sollten auf weichere Sättel umsteigen», rät der Professor Porst. Zur ersten Hilfe kann die Sattelspitze leicht nach unten gebogen werden. Außerdem sollte Mann ab und zu ein paar Kilometer stehend radeln.

Impotent und depressiv

Bis zu 40 Prozent der Männer, die Potenzprobleme haben, sind gleichzeitig depressiv, wobei die Frage häufig offen bleibt, welches Problem zuerst da war. US-Forscher jedenfalls entdeckten bei einer Studie mit 146 Männern, dass eine Behandlung der Erektionsstörung auch die Depressionen milderte. 75 Prozent der impotenten Männer, die mit dem Wirkstoff Sildenafil (Viagra) therapiert wurden, taten «es» danach wieder – und fühlten sich insgesamt deutlich besser.

So beugen Sie vor

Weltweit hat jeder zehnte Mann früher oder später mit Impotenz zu kämpfen. Damit Sie nicht dazugehören, müssen Sie dafür sorgen, dass Ihr Penis im schlaffen wie im erregten Zustand stets genug Blut bekommt. Pflegen Sie also die Zufuhrkanäle, sie dürfen weder verengt noch beschädigt sein! Und so geht's:

Putzprogramm für die Arterien

Typische Gefäßverstopfer sind gesättigte Fettsäuren. Sie erhöhen den Blutspiegel des LDL-Cholesterins, das die Innenwände der Blutgefäße mit der Zeit verengt. Schutz bieten diese Maßnahmen:

1. Besser essen!

Die Vitamine A, C, E und Selen sind richtige Putzteufel für die Blutgefäße. Sie enthalten so genannte Antioxidantien, mit denen sie aggressive Stoffe (freie Radikale), die zur Verengung der Arterien beitragen, unschädlich machen. Achten Sie deshalb darauf, dass nicht mehr als 30 Prozent Ihrer Nahrung aus Fett bestehen. Essen Sie so oft wie möglich frisches Obst und Gemüse, Vollkornprodukte und Fisch. Diese Produkte helfen auch, den LDL-Cholesterinspiegel zu senken.

2. Rauchen einstellen!

Das «Raucherbein» kennt jeder. Aber so gut wie niemand weiß, dass Nikotin auf den Penis denselben Effekt hat – die Gefäße verengen sich, die Blutzufuhr nimmt ab, irgendwann hängt nur noch ein kalter Fisch in der Hose. Wer raucht, verdoppelt das Risiko, impotent zu werden. Studien aus den letzten 15 Jahren haben ergeben, dass bis zu 82 Prozent der Männer, die wegen verengter Penisarterien keine Erektion mehr bekommen, Raucher waren. Also: Finger weg von Zigaretten!

3. Öfter mal den Blutdruck kontrollieren!

Lassen Sie nicht zu, dass Ihr Blutdruck regelmäßig über 140/90 mm/Hg steigt. Bluthochdruck führt dazu, dass die Blutversorgung des Penis erlahmt. Im Zweifelsfall müssen Sie etwas unternehmen: Übergewicht abbauen, Salzkonsum verringern, regelmäßig Sport treiben. Ist dem Bluthochdruck so nicht beizukommen, kann es an einer überaktiven Schilddrüse, den Nebennieren oder den Nierenblutgefäßen liegen. Ein Besuch beim Hausarzt hilft weiter.

4. Blutzucker kontrollieren!

Ist der Blutzuckerspiegel über Jahre zu hoch, leiden Gefäße und Nerven an Augen, Nieren, Beinen, Herz – und am Penis! «Im Laufe seines Lebens wird jeder zweite zuckerkranke Mann impotent», warnt der Hamburger Urologe Prof. Dr. Hartmut Porst. Versuchen Sie daher, einen möglichen Diabetes schon im Keim zu ersticken: Vermeiden Sie Übergewicht und exzessiven Alkoholkonsum. Sollte es Sie dennoch erwischen, können Sie mit Ausdauersport Ihren Zuckerstoffwechsel verbessern.

Was Sie sonst noch tun können

1. Hart bleiben!

Sie leben gesund und stehen trotzdem im Bett oft nicht Ihren Mann? Möglicherweise geben Sie auch außerhalb des Bettes zu schnell klein bei. Eine Studie des New England Research Institute Watertown hat ergeben: Je seltener ein Mann sich durchsetzt, desto eher wird er impotent. Geringe oder fehlende Dominanz verdoppelt das Risiko, dass auch zu Hause nichts geht. «Unterwürfige Männer haben Probleme, mit Stress fertig zu werden», erklärt Studienleiter Dr. Andre Araujo. Sein Rat: «Bei Erektionsproblemen auch auf psychologische Hilfe setzen!»

2. Testosteron checken!

Schon bei Männern um die 30 beginnen die Testosteronwerte zu sinken, Peniszellen bauen sich verstärkt in untätiges Bindegewebe um. Eine Möglichkeit, den Testosteronspiegel hoch zu halten, besteht darin, so oft wie möglich sexuell aktiv zu sein. Einer Studie kanadischer Wissenschaftler zufolge regt auch sportliche Betätigung die Produktion von Testosteron an. Gleichzeitig fördern Sie mit Sex und Sport natürlich auch die Durchblutung Ihres besten Stücks.

3. Fit sein!

Eine Befragung unter Männern, die sich normalerweise im Büro den Hintern platt sitzen, dann aber neun Monate lang ein Gymnastikprogramm absolviert haben, brachte erstaunliche Resultate: 30 Prozent berichteten, sie würden seither häufiger sexuell verkehren, 50 Prozent erklärten, sie würden öfter masturbieren. Nebenbei bringt Sport den ganzen Body in Form, was das eigene Wohlbefinden und die Attraktivität steigert. Frauen stehen bekanntlich auf Knackärsche!

Das kann bei Impotenz helfen

Sollten Sie trotz aller Vorsorge impotent werden, ist das kein Grund zum Verzweifeln. Für jede Ursache von Impotenz gibt es medizinische oder psychologische Gegenmittel. Die nachfolgenden Maßnahmen zeigen Ihnen, wie Sie Ihrem Penis gegebenenfalls wieder in die Höhe helfen.

Phantasie entwickeln

Oralverkehr in der Umkleidekabine? Heißes Wachs auf nackter Haut? Phantasieren Sie sich ruhig in Ihr persönliches Erotikwunderland – und sprechen Sie mit Ihrer Partnerin darüber. Schon das Gespräch kann mächtig antörnen, ganz zu schweigen vom Live-Erlebnis. Außerdem: Lassen Sie beim Sex ruhig mal was von sich hören! Ihre Partnerin wird Sie mit ebenso lustvollem Stöhnen belohnen. Und das freut den Penis wie den Künstler der Applaus.

Testosteron einnehmen

Körperlich bedingte Erektionsstörungen sind zu drei bis 15 Prozent auf Testosteronmangel zurückzuführen. Um festzustellen, ob Sie zu wenig davon haben, braucht es eine Laboruntersuchung. Die mögliche Therapie besteht dann aus Hormongaben – zum Beispiel in Form von Pflastern, Tabletten, Spritzen oder Gels.

Stehhilfen aus Flora und Fauna

Ginseng

Ginseng taugt nicht nur für Großmutters Herz. Männer in Asien verwenden den Extrakt der Wurzel gegen Impotenz. Zwar steht der wissenschaftliche Beweis für die Wirkung noch aus – doch der Glaube hat schon so manchen Venushügel versetzt!

Yohimbin

Der Extrakt aus der Rinde des Yohimbebaums kann zu mehr Potenz verhelfen. Yohimbin erweitert die Arterien und erhöht so die Blutzufuhr im Penis, die Basis für eine Erektion. Bei zu hoher Dosierung drohen allerdings Nebenwirkungen. Deshalb ist Yohimbin in Deutschland verschreibungspflichtig.

Spanische Fliege

Die «Spanische Fliege» ist eigentlich ein Käfer, in dessen Körper der Stoff Cantharidin zu finden ist. Über Jahrhunderte hinweg diente diese Substanz als Heilmittel und Potenzstütze – aber auch als Gift für Hinrichtungen und Meuchelmorde. Zahlreiche Geschichten von Liebhabern sind niedergeschrieben, die sich mit Cantharidin aufpeppten, dann aber in den Armen der Geliebten verstarben. Wegen dieser Nebenwirkung ist Cantharidin in den westlichen Ländern verboten.

Die SKAT-Methode

Nein, das heißt nicht, so lange Karten zu spielen, bis Sie wieder Lust bekommen. Gemeint ist die so genannte **S**chwell**k**örper-**A**utoinjektions-**T**herapie. Dabei spritzen Sie sich Substanzen, die die Blutgefäße im Penis weiten, vor dem Geschlechtsverkehr in die Schwellkörper. Die Erektion hält rund eine Stunde. Die SKAT-Methode ist besonders für Männer mit verengten Gefäßen und Nervenschäden geeignet. Sie wird gelegentlich aber auch bei lang andauernden, psychisch bedingten Erektionsproblemen empfohlen, um Versagensängste zu überwinden. Klarer Nachteil: Der Griff in den Stabilbaukasten kann die Erotik merklich stören.

Vakuumpumpe

Der Penis wird in einen Plastikzylinder geschoben, in dem sich ein Unterdruck erzeugen lässt. Durch den Unterdruck strömt Blut in den Penis und versteift ihn. Ein Gummiring um die Peniswurzel verhindert, dass das Blut wieder abfließt. Die Vakuumpumpe ist bei allen Ursachen von Impotenz einsetzbar. Allerdings wackelt der Penis an seiner Wurzel und fühlt sich kühl an. Zudem darf die Methode nicht länger als eine halbe Stunde angewendet werden, weil sonst Zellen abzusterben drohen.

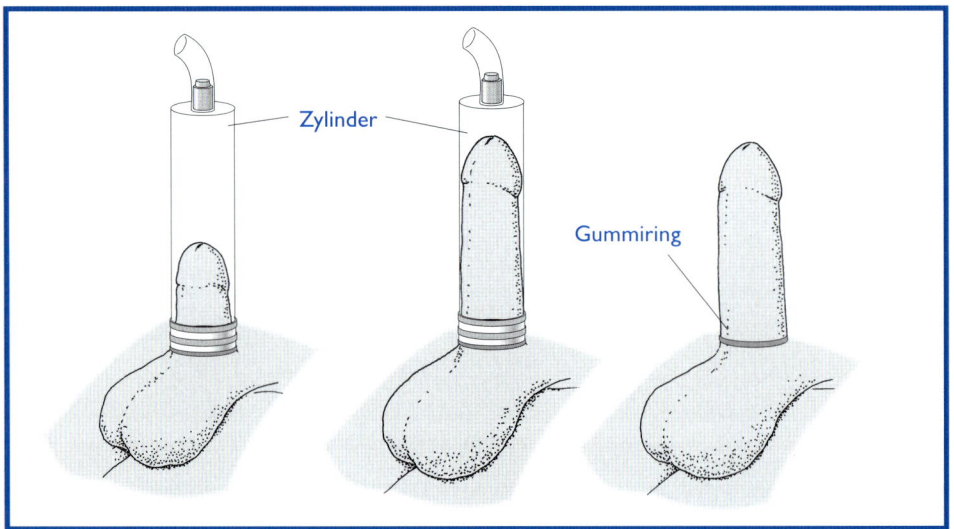

Vakuum-Erektionshilfe: Per Unterdruck strömt mehr venöses Blut in den Penis. Der Gummiring verhindert den Abstrom.

Gefäßoperationen

Chirurgen können verengte Gefäße mit neu zusammengenähten Blutbahnen umgehen, um die Versorgung des Penis wiederherzustellen. Sie können auch Lecks im Venensystem stopfen, die dazu führen, dass zu viel Blut abfließt. Die Langzeitergebnisse sind jedoch nicht befriedigend.

Penisprothesen

Penisprothesen gibt es in drei Varianten: steif, halb steif und hydraulisch. Bei ersterer werden die Schwellkörper durch zwei Kunststoffstäbe ersetzt. Sie halten den Penis dauerhaft steif. Durch ein Gelenk an der Peniswurzel lässt sich die künstliche Dauererektion nach oben oder unten knicken. Diese Konstruktion hat den Nachteil, dass Sie in der Sauna schon mal in Erklärungsnotstand geraten können.

Gleiches kann Ihnen in abgemilderter Form auch mit der halb steifen Variante passieren. Bei einer Operation werden flexible Silikonstäbe in den Penis verpflanzt, der daraufhin permanent halb steif ist.

Die mittlerweile am weitesten verbreitete Prothese ist die hydraulische – die Operation ist relativ aufwendig, aber die Ergebnisse können sich sehen lassen. In die Bauchhöhle wird ein Flüssigkeitsreservoir implantiert, das mit einer Salzlösung gefüllt ist. Zwei dünne Schläuche verbinden das Reservoir mit einer Pumpe im Hodensack und den künstlich geschaffenen Beuteln im Penis. Durch einen leichten Druck auf den Hoden lässt sich das System aktivieren: Die Flüssigkeit strömt in das Glied und richtet es auf. Durch einen weiteren Druck auf die Pumpe fließt die Flüssigkeit wieder ab. Mit etwas Übung mutiert der Betroffene so ganz unauffällig erst zu einem standfesten Lover – und danach zu einem entspannten Kuschelprinzen.

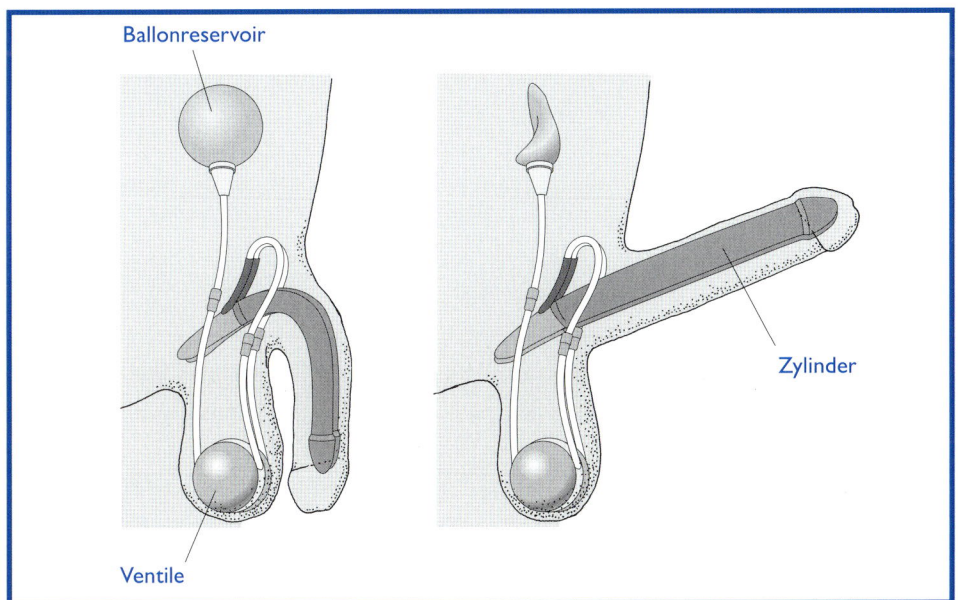

Ballonreservoir

Zylinder

Ventile

Penisimplantat: Der Betroffene kann bei Bedarf den Mechanismus aktivieren.

Viagra und Co.

Eigentlich wollten die Wissenschaftler des Pharma-Unternehmens Pfizer ein Präparat für Herzkranke entwickeln. Bei den Tests stellte sich jedoch heraus, dass die männlichen Probanden auffällig oft heftige Erektionen bekamen. Der Rest ist Geschichte: Der Wirkstoff erhielt den Namen Sildenafil und kam als Viagra auf den Markt. So ist Pfizer heute das umsatzstärkste Pharma-Unternehmen der Welt!

Seit seiner Zulassung vor fünf Jahren macht Viagra Urologen, Sexualtherapeuten und impotente Männer ein klein wenig glücklicher. Bislang mussten impotente Männer entweder Medikamente in die Schwellkörper spritzen oder sich eine Prothese implantieren lassen. Viagra dagegen wirft man sich als Tablette eine gute Stunde vor dem Beischlaf ein und genießt dann die natürliche Erektion.

Trotzdem hat Viagra keine Revolution ausgelöst: Nur wenn der Mann auch sexuell erregt ist, kann das Medikament für eine bessere und längere Erektion sorgen. «Viele impotente Männer haben Viagra nach nur vier Pillen wieder abgesetzt», sagt die Hamburger Sexualforscherin Prof. Dr. Hertha Richter-Appelt. «Die haben festgestellt, dass ihr Potenzproblem damit alleine nicht zu lösen war.»

Viagra und Co. greifen in das Zusammenspiel von Gefühlen, Hormonen, Muskeln und Blutzufuhr ein, das eine Erektion erzeugt. Meldet das Gehirn sexuelle Erregung, wird in den Schwellkörpern des Penis ein Stoff produziert, der die Muskeln entspannt und mehr Blut in die Schwellkörper fließen lässt. Gleichzeitig verengen sich die Venen, um zu verhindern, dass Blut zurückfließt. Der Penis bleibt steif.

Viagra wirkt etwa eine Stunde nach der Einnahme und bis zu vier Stunden lang. Mehr als eine Tablette pro Tag ist aber nicht ratsam, da sonst Nebenwirkungen wie Kopfschmerzen und Sehstörungen auftreten können. Außerdem kann Viagra in Kombination mit bestimmten Herzmedikamenten einen Kollaps oder Schlimmeres auslösen. Nachfolger wie Cialis und Levitra, die 2003 auf den Markt gekommen sind, funktionieren ähnlich, sollen aber schneller wirken und weniger Nebenwirkungen haben. Vor allem die lästige Wartezeit zwischen Pilleneinnahme und Erektion wird so verkürzt. Präparate wie Viagra können den Teufelskreis von Angst und Versagen durchbrechen, weil sie den Penis zuverlässig aufpäppeln. Aber es bleibt die Frage, ob der Sex damit besser wird. Lust und Sinnlichkeit lassen sich eben nicht mit Pillen herbeimedikamentieren. «Wer nur auf die Potenzpille vertraut, läuft Gefahr, dass der Sex genauso konsumiert wird wie möglicherweise die Beziehung, in der es Probleme gibt und die die eigentlichen Ursachen der Impotenz sind», erläutert Diplompsychologin Angelina Borgaes.

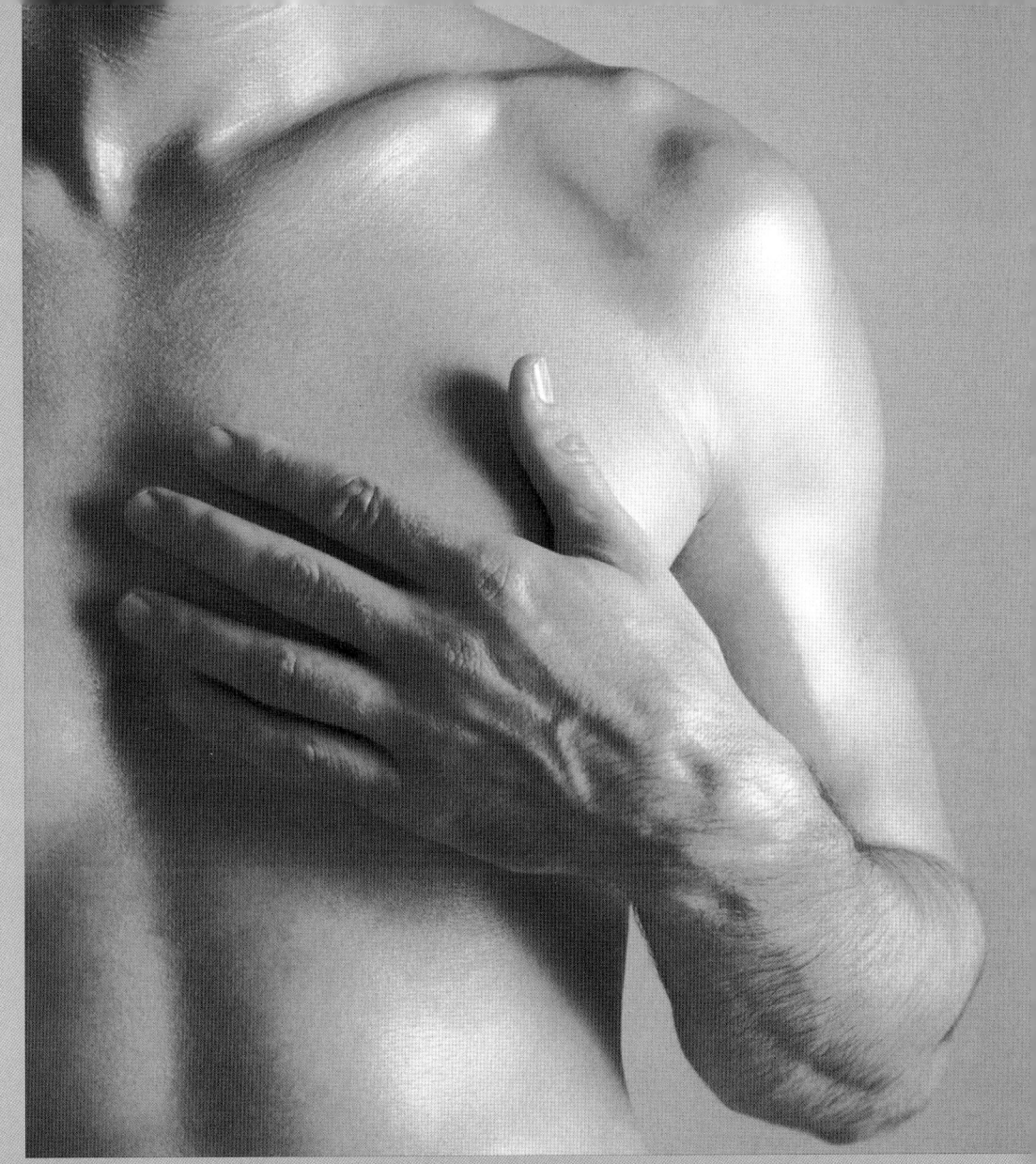

Herzinfarkt

Die verstopfte Pumpe

Die Zahlen sind erschreckend: Pro Jahr erleiden rund 300000 Menschen in Deutschland einen Herzinfarkt, mehr als die Hälfte stirbt daran. Die Zahl der Todesfälle nimmt zwar seit Jahren leicht ab, aber eben auch nur leicht. Und das heißt: Mit dem Herzen ist nicht zu spaßen.

«17:10 Uhr: Mir ist schlecht, saumäßig schlecht. Und das ausgerechnet hier, in der Sauna eines Fitnessstudios. Und wie ich schwitze! In Strömen, obwohl ich erst seit ein paar Minuten da bin. Was ist mit mir los? Die Luft ist irgendwie drückender als sonst.» So beschreibt ein Betroffener, gerade mal 38 Jahre alt, im Rückblick seinen Infarkt.

Nachdem er die Sauna verlassen und geduscht hat, fährt er nach Hause. «17:30 Uhr: Es wird immer schlimmer. Ich kann kaum das Steuer halten. Meine Brust drückt und dröhnt. Es zieht bis in die Arme, vor allem im linken. Der ist schon ganz taub. Und mein Kopf! Ich werde wahnsinnig, als wenn jemand einen Ballon in meinem Schädel aufbläst.» Kaum in den eigenen vier Wänden, will seine Frau den Notarzt rufen. «Ich, der doch sonst nie krank ist und so viel Sport treibt, ich soll einer sein, der einen Notarzt braucht? Da bleibt mir der Atem in der Kehle

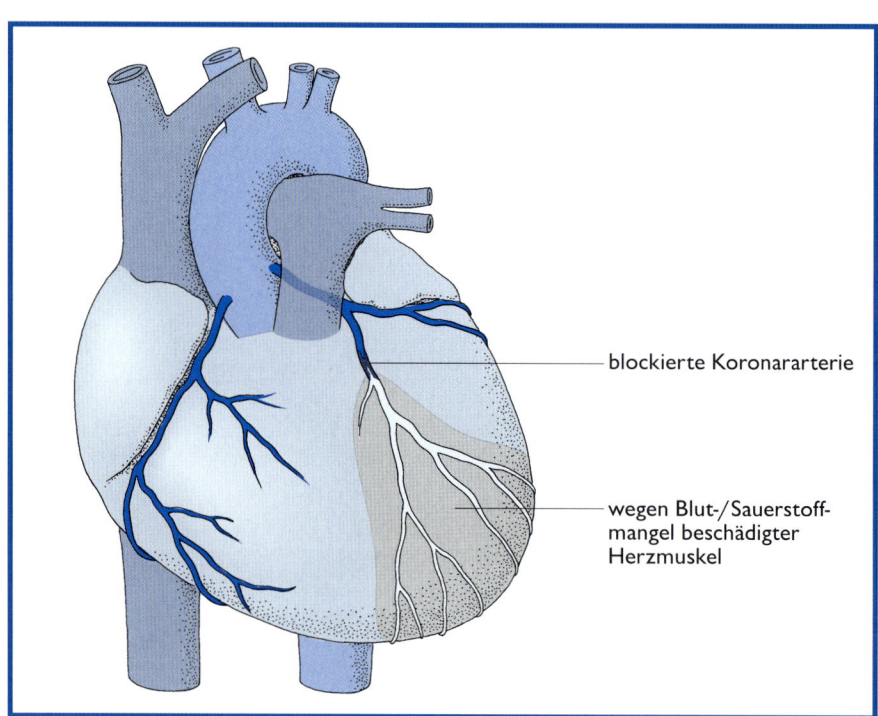

blockierte Koronararterie

wegen Blut-/Sauerstoff-mangel beschädigter Herzmuskel

stecken. Ich kriege kaum noch Luft. Als Sandra noch mal fragt, ob sie den Notarzt anrufen soll, nicke ich.» Und dann dauerte es noch einen kurzen, ewigen Moment. «18:25 Uhr: Zehn Minuten lang liege ich in Todesangst da, bis ich endlich das Martinshorn höre.»

Soweit eine Men's-Health-Reportage vom Oktober 1999. Der Mann hatte einen leichten Infarkt in der linken Herzkammer erlitten, er trug glücklicherweise nur geringfügige Schäden davon.

Testen Sie Ihr Herzinfarktrisiko	ja	nein
Rauchen Sie mehr als eine Zigarette pro Tag?		
Haben Sie mehr als zehn Kilo Übergewicht?		
Sind Ihre Gesamt-Cholesterinwerte höher als 200 mg/dl beziehungsweise 5,0 mol/l?		
Ist Ihr Blutdruck öfter mal höher als 140/85 mm/Hg?		
Sind Sie weniger als eine halbe Stunde pro Woche sportlich aktiv?		
Sind Ihre Blutzuckerwerte (Blutglukose) nüchtern höher als 100 mg/dl?		
Haben Sie Verwandte ersten Grades (Eltern, Geschwister), die einen Herzinfarkt oder einen Schlaganfall erlitten haben?		
Haben Sie bei körperlicher Tätigkeit Schmerzen im Brustbereich, die eventuell auf den Hals oder die Arme ausstrahlen?		
Zieht es beim Gehen in den Unterschenkeln, möglicherweise so stark, dass Sie häufig stehen bleiben müssen (Schaufensterkrankheit)?		
Wurden Sie bereits einmal wegen eines Herzinfarkts oder Verdachts auf Herzinfarkt behandelt?		

Wenn Sie auch nur eine dieser Fragen mit Ja beantwortet haben, könnte Ihr Herzinfarktrisiko erhöht sein. Beraten Sie sich unbedingt mit Ihrem Hausarzt.

Auslöser und Ursachen:
Am Sex liegt es meist nicht

Stress, schwere seelische Belastungen, körperliche Überanstrengung: Auslöser für einen Herzinfarkt gibt es viele – beim Sex passiert es allerdings nur sehr selten. Wie Professor Graham Jackson vom London Bridge Hospital auf einem Fachkongress 2002 in Hamburg berichtete, ist Sex ungefähr so anstrengend wie ein 20-minütiger Spaziergang plus anschließendem Treppensteigen in den ersten Stock. Da der Körper diese Belastung in der Regel gut wegsteckt, löst Sex weniger als ein Prozent aller Herzinfarkte aus. Bemerkenswert aber ist, dass die Menschen, die es erwischt, mehrheitlich gerade außerehelichen Geschlechtsverkehr haben. Offenbar hat der Stress des schlechten Gewissens für manchen Mann harte Konsequenzen.

Ursache eines Herzinfarkts ist ein Blutgerinnsel in den Herzkranzgefäßen. Es entsteht, weil die Gefäße bereits verkalkt und die Ablagerungen rissig sind. An den Rissen bleiben Blutplättchen kleben, die zu Thromben (Pfropfen) gerinnen und das Gefäß blockieren. Das fatale Resultat: Der Blutdurchfluss wird unterbrochen, und das Herz gerät in eine chaotische Phase (Rhythmusstörungen, Herzflimmern). Wenn keine Behandlung erfolgt, stirbt der Herzmuskel ab, und das Herz kapituliert. «Das Zeitfenster bis zum Absterben des Herzmuskels liegt im Schnitt bei etwa vier Stunden», sagt der Kardiologe Dr. Thomas Stein, ärztlicher Direktor am Diagnostik Zentrum Hamburg.

Und das heißt: Jede Sekunde zählt! Etwa ein Drittel der Betroffenen wird in der Blechwanne abtransportiert, weil der Notarzt nicht oder nicht rechtzeitig gerufen wurde. Lieber also einmal zu viel die Notrufnummer 112 wählen als einmal zu wenig. Niemand macht Ihnen wegen eines Fehlalarms Vorwürfe, und Kosten entstehen Ihnen auch nicht.

Das sind die Symptome für einen Infarkt

- schwere anhaltende Schmerzen im Brustkorb
- blasse, fahle Gesichtsfarbe, kalter Schweiß
- starkes Engegefühl, heftiger Druck im Brustkorb
- Erbrechen (besonders bei Frauen)
- Luftnot, flache Atmung
- Schwäche, eventuell Bewusstlosigkeit

Leider sind diese Warnsignale nicht immer zu beobachten. In etwa 20 Prozent der Fälle kommt es zu einem «stillen Infarkt», der plötzlich und unerwartet auftritt. «Häufig ist das bei Zuckerkranken der Fall, weil deren Nerven bereits geschädigt sind und Schmerzempfindungen ausbleiben», sagt Dr. Stein.

Manche Menschen entwickeln sämtliche Symptome, erleiden aber trotzdem keinen Infarkt. Der Grund: Die Herzgefäße sind zwar verengt (Koronare Herzerkrankung), und der Herzmuskel leidet unter Sauerstoffmangel, aber die Blutversorgung ist nicht völlig blockiert. Mediziner bezeichnen diesen Zustand als Angina Pectoris. Hält er über längere Zeit an, steigt das Risiko, dass es doch noch zu einem Infarkt kommt. Deshalb heißt es auch in diesem Fall: Unbedingt den Notarzt alarmieren!

Die Therapie des Herzinfarkts

Ein Herzinfarkt bedeutet auch für die Ärzte Alarmstufe rot! Der Notarzt verabreicht einem «normalen» Infarktpatienten sofort drei Substanzen: Sauerstoff, um die Sauerstoffsättigung des Blutes zu stabilisieren, Nitroglycerin, weil es die Arterien weitet und die Durchblutung des Herzens verbessert, und Morphium, um die Schmerzen zu lindern und die Todesangst zu dämpfen. Es ist sehr wichtig, den Betroffenen zu beruhigen, weil Stress die Überlebenschancen nur noch weiter verschlechtert. Zudem beginnt der Arzt damit, Medikamente zu geben, die das Gerinnsel auflösen.

In der Klinik gibt es für Infarktpatienten kein Wartezimmer, sie kommen sofort auf die Intensivstation. Dort setzen die Ärzte alles daran, das Blutgerinnsel in der

Herzkranzarterie so schnell wie möglich zu beseitigen. Je nach Zustand des Betroffenen und seines Herzens stehen verschiedene Therapien auf dem Programm.

Thrombolyse

Die Ärzte spritzen einen Cocktail aus hochwirksamen Medikamenten, um das Blutgerinnsel chemisch aufzulösen. Das Problem: Diese Behandlung ist nur dann zu 100 Prozent erfolgreich, wenn der Infarkt erst wenige Stunden zurückliegt. Die Thrombolyse wird deshalb meist nur als flankierende Maßnahme genutzt.

Akute PCTA

Hinter diesem Kürzel verbirgt sich die gängigste Herzinfarkttherapie: Die Ärzte führen über die Leiste einen Katheter ein und dringen damit bis zum verstopften Herzkranzgefäß vor. Um es wieder zu öffnen, blasen sie einen kleinen Ballon auf, der an der Spitze des Katheters sitzt (Dilatation). «Früher glaubten Ärzte, man sollte die Verengung nach einer erfolgreichen Thrombolyse sich erst mal beruhigen lassen, bevor man einen Katheter setzt», sagt Dr. Stein. «Aktuelle Studien besagen das genaue Gegenteil: Je früher, desto besser.»

Stents

Stents sind flexible Plastik- oder Metallröhrchen, die eine maschenartige Außenhaut haben. Kardiologen setzen sie in die Gefäße ein, um zu verhindern, dass sie sich nochmals verschließen. Diese Sicherungsmaßnahme wird oft nach einer akuten PCTA (siehe oben) vorgenommen. Die Erfolgsrate der Behandlung ist vergleichsweise hoch: Bei 75 Prozent der Patienten hält der Stent das Gefäß offen, bei 25 Prozent der Operierten wuchert der Stent zu, und das Gefäß verengt sich wieder. «Trotz dieser Komplikationen muss man sagen, dass der Stent eine völlig neue Ära eröffnet hat», resümiert Dr. Stein. «Früher musste man Patienten wieder und wieder mit dem Katheter dilatieren. Das ist jetzt vorbei.»

Bypässe

Mitunter lassen sich die Herzkranzgefäße nicht reparieren. Entweder ist schon zu viel Gewebe abgestorben, oder es sind gleich mehrere Blutbahnen verstopft. «Oft

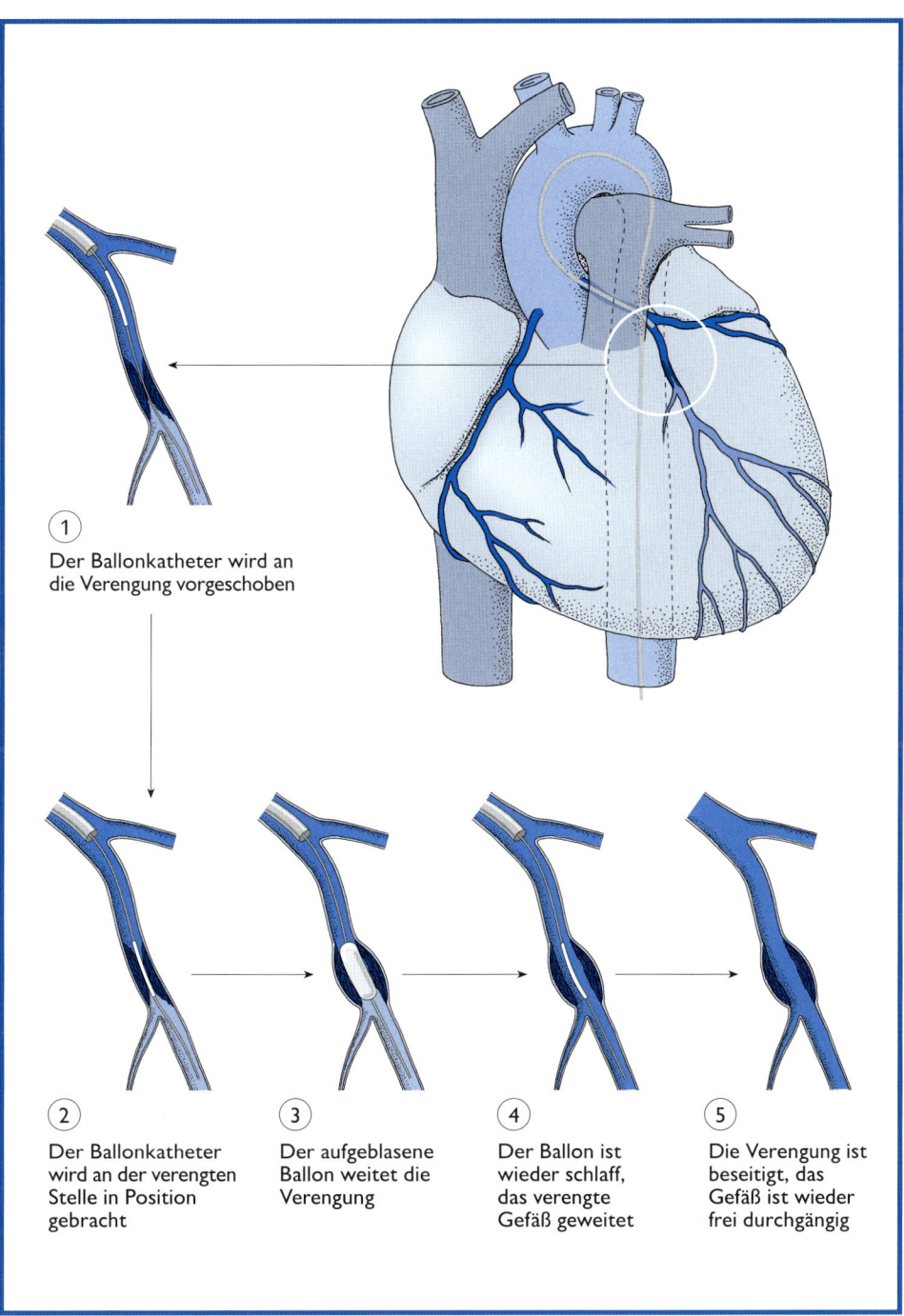

1 Der Ballonkatheter wird an die Verengung vorgeschoben

2 Der Ballonkatheter wird an der verengten Stelle in Position gebracht

3 Der aufgeblasene Ballon weitet die Verengung

4 Der Ballon ist wieder schlaff, das verengte Gefäß geweitet

5 Die Verengung ist beseitigt, das Gefäß ist wieder frei durchgängig

handelt es sich um Patienten, die bereits ihren zweiten Infarkt erleiden», sagt Dr. Stein. Die Chirurgen gehen dann so vor wie Verkehrsplaner, die bei einem Stau eine Umleitung ausschildern: Sie entnehmen aus der Brust oder den Beinen des Patienten Arterien und Venen und basteln daraus neue Blutbahnen zum Herzen. Das Problem dieser OP: Die Bypässe können nach einigen Jahren ebenfalls verkalken.

Herztransplantation

Bei Menschen, deren Herz irreparabel geschädigt ist, bleibt als Ultima Ratio die Herztransplantation. Ob sie überhaupt stattfinden kann, ist Glückssache: Die Liste der Bedürftigen ist lang, und es stehen nur wenige Spenderorgane zur Verfügung. Die Implantation kompletter Kunstherzen befindet sich noch im Experimentalstadium.

Die kunstgerechte Behandlung von Herzinfarkten ist Highend-Medizin und zudem besonders verantwortungsvoll, weil es dabei buchstäblich um Leben oder Tod geht. Da der Patient im Falle eines Falles keine Zeit hat, sich einen Spezialisten auszusuchen, kann er nur auf die Fähigkeiten der behandelnden Ärzte vertrauen. Aber die tun – da können Sie sicher sein – alles Menschenmögliche.

Sport: eine Herzensangelegenheit

Herz-Kreislauf-Erkrankungen wie der Herzinfarkt sind Todesursache Nummer eins bei Männern. Umso wichtiger ist die Vorsorge: Wer sich und sein Herz pflegt, lebt länger – und besser.

«Sich regen bringt Segen», das wussten schon unsere Großmütter. Tatsächlich genügt es, täglich 300 Kalorien (kcal) zu verbrennen (zum Beispiel beim Joggen, Radfahren oder Schwimmen), um das Infarktrisiko um 60 Prozent zu senken!

Regelmäßiger Sport verbessert die Arbeitsbedingungen des Herzens drastisch. Die Gefäße weiten sich, die Fließeigenschaften des Blutes werden besser, gleichzeitig sinken Blutdruck, Cholesterin- und Zuckerspiegel. Der Effekt ist phänomenal: Das Herz kann auch im Ruhezustand deutlich entspannter arbeiten, und die Gefäße neigen weit seltener dazu, «Kalk» anzusetzen.

Ausdauersport: Natürliches Dope für das Herz

Sportart	Pro	Kontra	Empfohlene Trainingsdauer pro Woche
Joggen, Walking (schnelles Gehen)	Gleichmäßige und individuell gut dosierbare Ausdauerbelastung; die Geschwindigkeit für einen optimalen Trainingseffekt ist richtig, wenn man sich noch unterhalten kann. Platz zum Joggen oder Walken gibt's überall.	Bei Übergewicht werden Knie- und Fußgelenke stark belastet.	3 Stunden. Auf gute Laufschuhe achten und möglichst nicht auf Asphalt, sondern auf Waldboden joggen.
Inline-Skating	Gleichmäßige und gut dosierbare Ausdauerbelastung.	Wer die Technik nicht beherrscht, verletzt sich leicht. Platz zum Skaten ist nicht überall vorhanden, im Winter fällt dieser Sport schlicht aus.	5 Stunden. Helm und Gelenkschutz sind Pflicht!
Radfahren	Gleichmäßige und gut dosierbare Ausdauerbelastung; bei Übergewicht treten Probleme in den Kniegelenken und in der Wirbelsäule eher selten auf.	In Großstädten ist das Radfahren nicht ungefährlich. Bei längeren Touren (über 6 Stunden) kann es zu vorübergehenden Durchblutungsstörungen im Genitalbereich kommen. Keine ideale Sportart für den Winter.	6 Stunden, je nach Laune auch auf dem Hometrainer.
Schwimmen	Mix aus Ausdauer- und Krafttraining; fordert nahezu alle Muskelgruppen. Keine Probleme bei Übergewicht.	Wer bereits Probleme mit der Wirbelsäule hat, verschärft diese unter Umständen durch das Schwimmen. Chlorallergie möglich.	4 Stunden.

Sportart	Pro	Kontra	Empfohlene Trainingsdauer pro Woche
Gymnastik	Fördert Körperkoordination und Beweglichkeit; ist als Warm-up für alle Ausdauersportarten unerlässlich.	Bringt in Sachen Ausdauer nicht viel.	Täglich 20 Minuten, außerdem 2 Stunden Ausdauersport pro Woche.
Volleyball, Basketball, Fußball	Fördert Geschicklichkeit, Körperkoordination und Beweglichkeit.	Trainiert die Ausdauer nur mäßig; relativ hohes Verletzungsrisiko.	4 Stunden.
Rudern	Sehr hohe Kraft-, aber auch Ausdauerbelastung; baut besonders die Muskulatur im Oberkörper und in den Oberschenkeln auf.	Nicht überall gibt es befahrbare Seen; keine Sportart für den Winter. Bei Bluthochdruck wegen des Kraftaufwands eher ungeeignet.	3 Stunden.

Wenn sich Ihr Sportprogramm bislang darauf beschränkt hat, vom Bürostuhl auf das Sofa und wieder zurück zu wechseln, sollten Sie nicht gleich morgen mit dem Marathon anfangen. Lassen Sie sich zunächst von Ihrem Arzt durchchecken – ab dem 35. Lebensjahr sowieso einmal jährlich. Steigern Sie Ihr Pensum dann langsam, und legen Sie bei Infekten unbedingt eine Pause ein.

Pulsrate und Sport (bei Gesunden unter 50 Jahren)

180 bis 200 Schläge pro Minute	steigert Höchstleistungen	Sprinten
160 bis 180 Schläge pro Minute	verbessert die Ausdauer	schnelles Laufen
140 bis 160 Schläge pro Minute	verbessert die Herz-Kreislauf-Leistung allgemein	normales Laufen
120 bis 140 Schläge pro Minute	verbrennt in erster Linie Fett	gemächliches Joggen
100 bis 120 Schläge pro Minute	Trainingseffekt fürs Herz	zügiges Gehen (Walking)

Was Sie sonst noch zur Vorbeugung tun können

Blutdruck normalisieren

Bluthochdruck (Hypertonie) ist Gift für den Organismus, besonders aber für das Herz. Die linke Herzkammer muss ständig gegen den hohen Druck im Kreislauf anpumpen, der Herzmuskel wird dadurch unnatürlich dick und groß. Gleichzeitig altern die Gefäße wegen der zusätzlichen Belastung schneller. Wenn nun eine plötzlich verlangte Hochleistung oder außergewöhnlicher Stress das falsch eingestellte System irritiert, kommt es unter Umständen zum Herzinfarkt. Nach Schätzungen der Weltgesundheitsorganisation WHO hat jeder siebte Einwohner der Industrienationen zu hohen Blutdruck, wobei die Quote mit zunehmendem Alter ansteigt: Bei den über 65-Jährigen ist bereits jeder vierte betroffen.

Kontrollieren Sie Ihren Blutdruck

	systolisch (mm/Hg)	diastolisch (mm/Hg)
optimal	< 120	< 80
normal	< 130	< 85
gerade noch normal	130 bis 140	85 bis 90
Bluthochdruck	> 140	> 90

Mindestens zweimal im Jahr sollte jeder seinen Blutdruck kontrollieren lassen. Sind die Werte dauerhaft zu hoch, was sich unter anderem in Abgeschlagenheit, Schwindel und Kopfschmerz äußert, muss der Arzt eingreifen. Häufig genügt es schon, wenn der Betroffene seinen Lebenswandel ändert, mehr Sport treibt und Übergewicht abbaut. In besonders hartnäckigen Fällen setzt der Arzt Medikamente ein, zum Beispiel so genannte Beta-Rezeptorenblocker, Entwässerungsmittel, Kalzium-Antagonisten und ACE-Hemmer.

Rauchen aufgeben

Die EG-Gesundheitsminister haben einfach Recht: Rauchen gefährdet Ihre Gesundheit! Ganz besonders im Hinblick auf den Herzinfarkt, denn die Inhaltsstoffe des Tabaks begünstigen Gefäßverkalkung (Arteriosklerose). Außerdem verschlechtert Rauchen die Blutfettwerte und die Sauerstoffzirkulation im Körper. Seriöse Schätzungen gehen davon aus, dass Raucher im Alter von 30 bis 49 Jahren ein fünffach erhöhtes, im Alter von 50 bis 62 Jahren noch ein dreifach erhöhtes Infarktrisiko haben.

Sich gesund ernähren und schlank bleiben

Ab und zu müssen Currywurst und Pommes einfach sein, keine Frage. Aber sonst sollte das Ernährungsprogramm schon so lauten: viel frisches Obst und Gemüse, Nudeln, Reis, Kartoffeln und Fisch, außerdem gesunde ungesättigte Fettsäuren, wie sie zum Beispiel in hochwertigen Ölen enthalten sind.

In den mediterranen Ländern und in Japan, wo die Menschen seit jeher gesünder essen, liegt die Herzinfarktrate deutlich niedriger als in Deutschland. Der Grund ist simpel: Fettreiche Ernährung erzeugt Übergewicht und hohe Blutfettwerte, beides begünstigt andere Risikofaktoren wie Diabetes, Bluthochdruck und Arteriosklerose – und das Ende vom Lied könnte eben der Infarkt sein.

ASS einnehmen

In Amerika gehört der Wirkstoff Acetylsalicylsäure (ASS) beinahe zum normalen Frühstück. Und tatsächlich gilt es als nachgewiesen, dass die Einnahme von 75 mg Acetylsalicylsäure pro Tag das Infarktrisiko senkt. Viele Ärzte verordnen daher ASS, wenn die Herzkranzgefäße verengt sind. «Wer völlig gesund ist, sollte sich nicht regelmäßig damit medikamentieren», sagt Dr. Stein. «Immerhin kann der Wirkstoff Magenprobleme bereiten und auch die Bildung von Nasenpolypen anregen.»

Stress runterpegeln

Tagsüber nerven die Kollegen, abends schreien die Kinder, am Wochenende kreuzt die Schwiegermutter auf und kaut einem das Ohr ab. Wer ständig unter Stress steht, trägt irgendwann ernste Blessuren davon: Der Körper schüttet vermehrt Hormone aus, die den Blutdruck nach oben schnellen lassen und das Herz aufpeitschen. Die Folge sind Herz-Kreislauf-Erkrankungen.

Ein Weg, den Stresspegel abzusenken, ist die Verlagerung des Wohnsitzes aufs Land. Nach einer Studie des Umweltbundesamtes aus dem Jahr 1997 erhöht allein ein dauerhafter Lärmpegel von über 65 Dezibel das Herzinfarktrisiko um 20 Prozent. Da dieser Wert ungefähr dem Geräusch eines vorbeifahrenden Autos entspricht, können Sie ermessen, was die Straße vor Ihrem Schlafzimmerfenster mit Ihnen anrichtet. Ein Hahnenschrei ist zwar noch lauter, dafür aber wesentlich seltener.

Ein Glas Wein täglich

Prosit! Ein Glas Wein am Tag ist gesund, weil die so genannten antioxidativen Inhaltsstoffe der Gefäßverkalkung vorbeugen. Greifen Sie also zu – und stellen Sie die Flasche dann schnell wieder weg. Denn wer mehr als einen Viertelliter Wein pro Tag trinkt, erhöht sein Infarktrisiko um das Vierfache. Übermäßiger Alkoholkonsum begünstigt Bluthochdruck, Leberschäden und Herzmuskelschwäche. Achten Sie auf die Berichte in Ihrem Bekanntenkreis: Menschen, die dauerhaft zur Flasche greifen, bekommen meist zuerst (!) Herzprobleme, erst danach geht auch die Leber kaputt.

Diabetes einstellen

Diabetes ist eine chronische Erkrankung, die sorgsam therapiert werden muss, denn der überflüssige Zucker lagert sich an den Wänden der Arterien ab und verstopft sie. Diabetiker haben deshalb doppelt so häufig Arteriosklerose wie Gesunde. Außerdem leiden schätzungsweise 60 Prozent aller Betroffenen unter Bluthochdruck. Beides ist einem infarktfreien Leben nicht unbedingt dienlich, deswegen sollte Ihnen daran gelegen sein, den Blutzuckerspiegel zu normalisieren.

Cholesterinwerte kontrollieren

Auch Cholesterin (Blutfett) lagert sich, wenn es im Übermaß vorhanden ist, an den Gefäßwänden ab. Lassen Sie Ihren Cholesterinspiegel deshalb einmal im Jahr kontrollieren. Sind Ihre Werte zu hoch, sollten Sie Ihre Ernährung auf fettarme Kost umstellen. Wenn das nichts bringt – bei vielen Menschen ist der hohe Cholesterinspiegel erblich bedingt –, hilft nur noch ein so genannter Lipidsenker. «Ob man dem Patienten Lipidsenker verschreibt, hängt davon ab, ob er noch durch weitere Risikofaktoren belastet ist», schränkt Dr. Stein ein.

Das Herz: Zahlen, Daten, Fakten

Material	gestreifte Muskulatur; die Herzklappen bestehen überwiegend aus Bindegewebe
Lage	im mittleren Drittel der linken Brusthöhle, direkt vor der Speiseröhre; die hintere Herzwand liegt am Zwerchfell an
Größe	entspricht ungefähr der Faust seines Besitzers, bei Sportlern kann es doppelt so groß sein
Gewicht	je nach Körpergewicht 300 bis 500 Gramm
Ruhepuls (Schläge pro Minute)	55 bis 80, bei Sportlern 30 bis 55
Schläge in 80 Lebensjahren	3,3 Milliarden, bei Sportlern 1,68 Milliarden
vom Herz beförderte Liter Blut pro Minute	6 Liter, bei sportlichen Höchstleistungen über 20 Liter
Anzahl der Herztöne	2, plus 2 Extra-Töne, die unter bestimmten Bedingungen entstehen

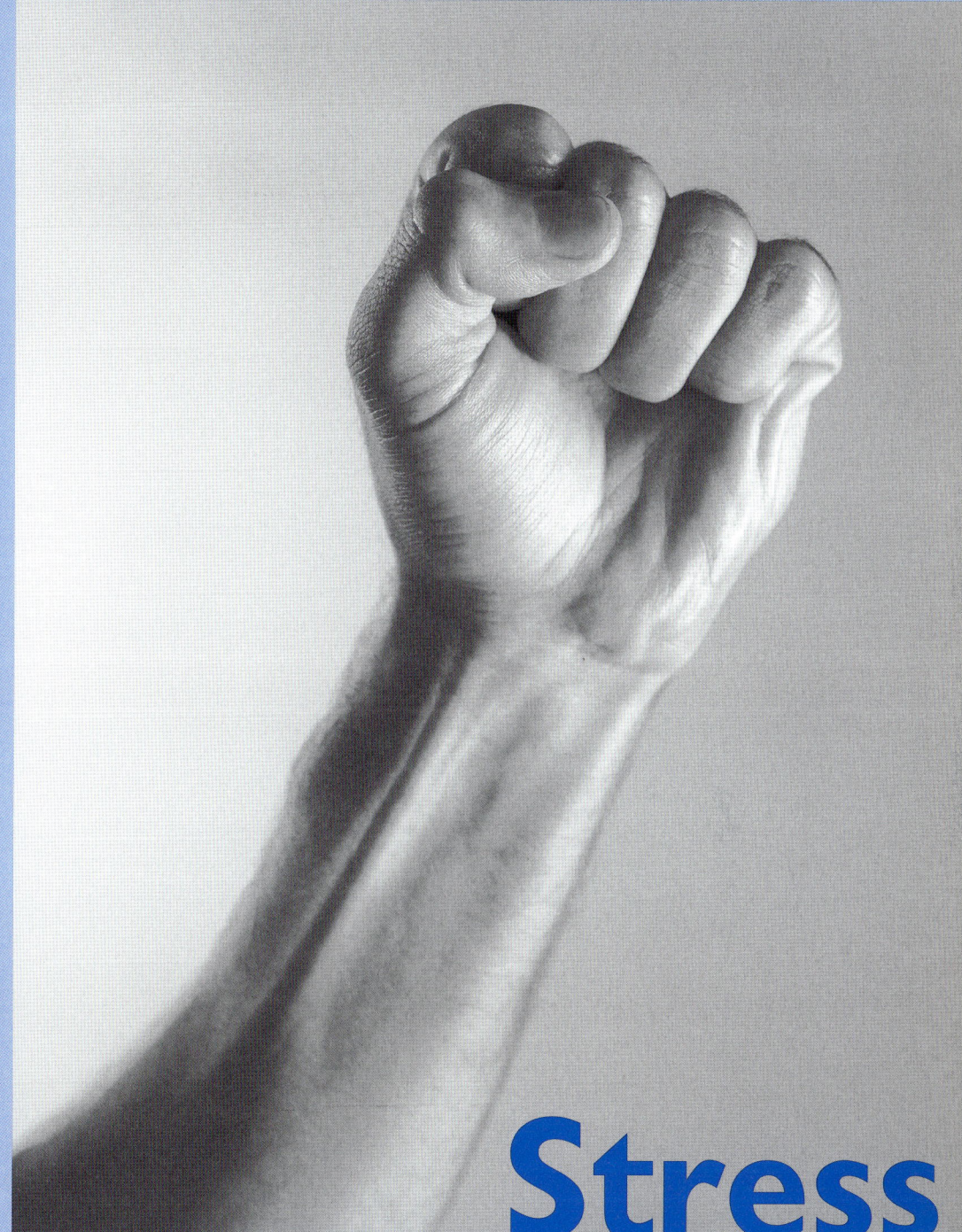

Stress

Signale aus dem Reptiliengehirn

Den ganzen Tag faul in der Sonne liegen, ab und zu die Zunge hervorschnellen lassen und ein Insekt damit fangen – Reptilien hatten es gut, vor Millionen von Jahren. Damals wurde die Erde noch nicht von Menschen regiert, was bedeutete: kein Lärm, keine Hektik, keine Termine und kein Stress. Also einfach nur das pure Dasein?

Nicht ganz, denn auch die ersten Reptilien hatten bereits Feinde und oft nur die Wahl zwischen zwei Alternativen: abhauen oder kämpfen. Im Bruchteil einer Sekunde mussten sie ihre Lage als harmlos oder gefährlich einschätzen und dann die richtige Entscheidung treffen. Möglich war ihnen das, weil sie bereits über ein Gehirn verfügten, das Bedrohungen erkennen und – wichtig fürs Überleben – daraus die entsprechenden Konsequenzen ziehen konnte.

Mit einem solchen «Reptiliengehirn» leben heute nicht nur Schlangen und Krokodile, auch Menschen tragen einen Teil davon in sich: unser Stammhirn. Das Stammhirn ist der älteste Teil unseres Gehirns und evolutionstechnisch aus den frühen Reptiliengehirnen hervorgegangen. Im Prinzip könnte man sagen: Nur weil wir ein Stammhirn haben, sind wir Menschen überhaupt in der Lage, reflexartig auf Bedrohungen zu reagieren.

Unseren Vorfahren sicherte diese serienmäßige Alarmanlage das nackte Überleben. Wenn etwa im Unterholz ein Schatten auftauchte, blieb keine Zeit mehr zu überlegen, ob es sich um ein hungriges Raubtier handelte oder um einen Hasen. Es musste blitzschnell gehandelt werden. Auch heute noch erfüllt das Stammhirn eine wichtige Funktion: Stellen Sie sich vor, Sie würden noch lange nachdenken, wenn Ihnen ein Kind vor das Auto läuft! Im Normalfall reagieren Sie sofort mit dem Tritt auf die Bremse. Dem Reptiliengehirn sei Dank.

Geniales Stammhirn mit kleinen Fehlern

Das Stammhirn ist also eine nützliche, wenn nicht gar geniale Einrichtung – allerdings mit Abstrichen. Denn wenn es eine Situation als gefährlich einstuft, aktiviert es auch den Körper entsprechend: Puls und Blutdruck schnellen in die Höhe, Hände und Füße werden kalt, weil das Blut aus deren Partien in die Muskeln der

Arme und Beine strömt, um zum Beispiel schneller auf die Bremse treten zu können. Außerdem nehmen Hör- und Sehvermögen an Schärfe zu, und der Adrenalinspiegel im Blut steigt, was alle Vorgänge im Körper hemmt, die aktuell nicht benötigt werden. Bei extremer Bedrohung würde sich deshalb sogar der Darm entleeren. Durch Gefahrensituationen werden also sehr wichtige Körperfunktionen beeinflusst und zum Teil sogar bewusst gestört. Auf Dauer wäre ein solcher Zustand nicht gesund.

Zehn Zeichen, dass Sie im Stress sind

1. Sie schwitzen stärker als sonst, besonders in den Handflächen und am Hals.
2. Ihr Herz schlägt in Ruhe mit mehr als 80 Schlägen pro Minute.
3. Sie machen in Ruhe mehr als 20 Atemzüge pro Minute.
4. Sie haben Einschlafprobleme, weil Ihr Herz so laut klopft.
5. Sie können sich schlecht konzentrieren und treffen ungern Entscheidungen.
6. Ihr Appetit hat deutlich nachgelassen oder zugenommen.
7. Ihnen ist in letzter Zeit öfter mal schwindelig.
8. Sie müssen öfter auf die Toilette als gewöhnlich.
9. Auf Kleinigkeiten reagieren Sie unangemessen aggressiv.
10. Sie suchen zum Beispiel verzweifelt Ihr Schlüsselbund, obwohl es in der Hosentasche steckt.

Stress entsteht auch durch harmlose Situationen

Dummerweise kann unser Stammhirn harmlose und gefährliche Situationen nicht immer sicher unterscheiden. Deshalb stuft es alles, was auch nur im Entferntesten bedrohlich sein könnte, als gefährlich ein – und treibt damit Puls und Blutdruck in die Höhe und schießt große Mengen Adrenalin in die Blutbahn. Eine solche «Stressreaktion» läuft in Ihrem Körper zum Beispiel dann ab, wenn Sie nicht mehr wissen, wo Ihnen der Kopf steht, weil Sie zu viel zu tun oder große Sorgen haben. Ist die stressige Situation vorüber, klingen auch die Stressreaktionen des Körpers ab. Stress ist normalerweise also ein kurzfristiger Zustand und schadet deshalb nicht. Gefährlich wird es erst, wenn die Stressreaktion zum Dauerbrenner wird.

Stress macht noch mehr Stress

Viele Menschen leiden unter ständigem Stress. Oft haben sie das Gefühl, ihre Angelegenheiten nicht mehr unter Kontrolle zu haben, und schon harmlose Ereignisse können dann das Fass zum Überlaufen bringen. Ein solcher Dauerstress lähmt und eröffnet damit einen Teufelskreis: Je weniger an Arbeit geschafft wird, desto schwerer fällt es, einmal wirklich auszuruhen. Stattdessen treiben sich die Betroffenen immer weiter zu immer höherer Leistung an und finden noch weniger Zeit für Entspannung. Es entsteht eine Stressspirale, bei der Stress immer noch mehr Stress auslöst.

Sie sind im Dauerstress, wenn Sie

- ständig an all das denken, was noch zu tun ist.
- Schwierigkeiten haben, Entscheidungen zu fällen.
- zunehmend aggressiver reagieren.
- öfter mal in eine Depression fallen.
- irrationale Ängste haben.
- vermehrt Alkohol oder Drogen konsumieren.

Folgen bleiben nicht aus

Müdigkeit, Zerstreutheit und Vergesslichkeit, zu viel oder zu wenig Appetit, keine Lust auf Sex, Schlafstörungen, allgemeine Beschwerden – unser Körper sendet Signale, sobald wir dauerhaft zu sehr im Stress sind. Wenn wir sie nicht beachten und keine Erholungspause einlegen, kann dies eine ganze Reihe von ernsten Problemen nach sich ziehen:

- Kopfschmerzen
- Ohrensausen bis hin zum Hörsturz
- Herz-Kreislauf-Erkrankungen
- Durchfall
- Verstopfung

- Allergien
- Hautausschlag
- Übelkeit
- Sodbrennen bis hin zu Magenschmerzen
- häufiger Harndrang
- Rücken- und Gelenkschmerzen
- Lippenherpes
- Depressionen
- erhöhte Unfallgefahr durch Unkonzentriertheit

Was macht Ihnen Stress?

Oft können Betroffene gar nicht genau benennen, was ihnen Stress macht. Um Stress wirksam abzubauen, muss dies allerdings bekannt sein. Neben den eigenen Gedanken und der Art und Weise, wie wir auf unsere Umgebung oder auf Ereignisse reagieren, sind einige typische Auslöser von Stress:

- die Umwelt: Lärm, Verkehr, Wetter, Luftverschmutzung
- unser bloßes Dasein: Angst vor Jobverlust, finanzielle Probleme
- soziale Faktoren: Probleme mit Mitmenschen
- Arbeitsplatz: Termine, Konflikte mit Vorgesetzten
- körperliche Faktoren: Krankheiten, hormonelle Schwankungen, schlechte Ernährung, zu wenig Bewegung, zu wenig Schlaf

Fünf Zeichen, dass Ihr Gegenüber im Stress ist

1. Hände: feingliedriges Zittern, nicht nur bei Rauchern
2. Fahrigkeit: nervös und unkontrolliert wirkende Gesten
3. Kontrollverlust: Kettenrauchen und «fressen» statt essen, «saufen» statt gemütlich ein Bier trinken
4. Muskulatur: hochgezogene Schultern und angespannte Wangenregion
5. Termine: keine Vorbereitung bei wichtigen Meetings etc.

So finden Sie heraus, was Sie stresst

Häufig ist man sich gar nicht bewusst, ob man gestresst ist oder nicht. Menschen sind bekanntlich Meister im Verdrängen. Und damit geht es uns so lange gut, bis wir zusammenbrechen. Um herauszufinden, was genau Sie stresst, können Sie folgendermaßen vorgehen:

1. Schreiben Sie auf, was Ihnen in den letzten zwölf Monaten Stress bereitet hat. Gehen Sie Monat für Monat durch und erinnern Sie sich, was besonders anstrengend oder nervenaufreibend war.
2. Sortieren Sie diese Dinge in drei Gruppen ein:
   a. geringer Stress
   b. mittlerer Stress
   c. starker Stress
3. Bewerten Sie den Stressgrad der Ereignisse, indem Sie Stresspunkte von 10 bis 100 vergeben. Mit jedem Ereignis wird Ihr Stresspunkte-Konto dicker – was der Realität sehr nahe kommt, denn Stressfaktoren summieren sich auch im wahren Leben. Ein Wert von 100 Stresspunkten signalisiert bereits eine erhöhte Stressbelastung. Hier finden Sie eine Auswahl von Stressfaktoren, die Ihnen hilft, besser einzuschätzen, wie hoch Ihr Stresspegel ist.

Geringe Stressbelastung (10 bis 30 Punkte)
Anfang oder Ende einer Ausbildung, besondere Leistungen, Ärger mit Verwandten, kleinere Kredite, Wohnortwechsel, Ärger mit dem Chef, veränderte Arbeitsbedingungen, Änderungen der Lebensumstände, Änderungen im Schlafverhalten

Mittlere Stressbelastung (30 bis 60 Punkte)
ernste Erkrankung, Verlust des Arbeitsplatzes, Pensionierung, Tod eines Freundes, höhere Kredite, größere Umorganisation am Arbeitsplatz, neue Aufgaben im Job, häufiges Streiten mit dem Partner, sexuelle Probleme, freudige Ereignisse wie Heirat oder Nachwuchs

Starke Stressbelastung (60 bis 100 Punkte)
Tod des Partners, Scheidung, Trennung vom Partner, Tod eines nahen Verwandten, Gefängnisaufenthalt

Unsere kleine Stress-Hitliste ist natürlich nur ein Anhaltspunkt. Nur Sie allein können wirklich beurteilen, was Sie stresst. Und das kann sehr individuell sein und völlig unterschiedlich zu den Bewertungen anderer Menschen – lassen Sie sich also nichts erzählen! Für den einen bedeutet ein Umzug in eine andere Wohnung Stress, weil der Wechsel nicht freiwillig oder mit großen körperlichen Anstrengungen verbunden ist. Der andere erlebt das Ganze als puren Fun, weil er nun endlich in seiner Lieblingsstadt leben kann und außerdem ein Dutzend guter Freunde beim Kistenschleppen hilft.

Da Stress eine sehr individuelle Angelegenheit ist, kann er auch durch Einsamkeit oder Krankheit ausgelöst werden. Vielleicht sind Sie auch zu ehrgeizig? Oder Sie haben eine perfektionistische Ader? Wenn Sie sich mit vielen anderen Menschen ein enges Büro teilen müssen, stresst Sie dieser Zustand womöglich. Ungewissheit in Fragen, die für Sie wichtig sind, kann großen Stress auslösen. Und auch Lärm sorgt für Stress.

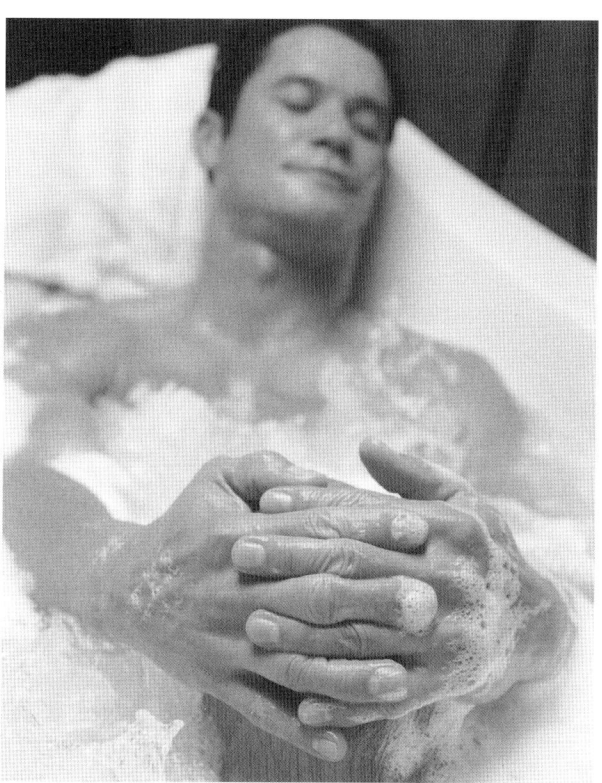

Stress kann auch positiv sein!

Nicht immer muss Stress etwas Negatives sein. «Oft haben wir Stress auch ganz gern, weil dies Teil unseres Berufslebens oder unserer Lebensart ist, die uns gefällt», meint Dr. Gabriele Poletajew, Psychologin und Psychotherapeutin aus Albstadt. Viel zu arbeiten bedeutet deshalb nicht automatisch Stress im krank machenden Sinne. Häufig sind die tägliche Hektik und die Einbindung in Termine, Meetings und Projekte wichtig für das Selbstwertgefühl und deshalb unverzichtbar. «Würde man alle diese Aktivitäten plötzlich erheblich reduzieren, ohne es wirklich zu wollen, könnte das allerdings tatsächlich Stress bedeuten», erklärt die Psychologin. Entscheidend, ob wir eine Situation als Stress empfinden, ist alleine, wie wir sie bewerten und wie wir mit ihr umgehen. Solange es uns Spaß macht, täglich zwölf Stunden zu arbeiten, und wir trotzdem noch Zeit zum Ausgleich finden, wenn wir es wollen, muss nicht automatisch Stress vorliegen. «Erst wenn die Bewältigungsstrategien für solche Situationen nicht mehr ausreichen, dann wird es kritisch», so Dr. Poletajew.

Malen Sie Ihre Stresskarte

Wenn Sie wissen möchten, wo Sie ansetzen können, um Ihren Stresspegel zu senken, hilft Ihnen vielleicht auch die Stresskarte. Nehmen Sie sich ein Blatt Papier und schreiben Sie Ihren Namen in die Mitte. Notieren Sie drum herum alle Bereiche, Aufgaben und Personen, die in Ihrem Leben eine Rolle spielen. Was Ihnen nahe geht, schreiben Sie dicht an Ihren Namen, und das, was nicht so unmittelbar an Sie herankommt, schreiben Sie weiter entfernt auf. Dann geben Sie jedem Bereich, jeder Aufgabe und jeder Person Punkte: 5 Punkte für starken Stress, 3 Punkte für mittleren Stress, 0 Punkte für keinen Stress. Fragen Sie sich außerdem, ob Sie in dem entsprechenden Bereich Energie investieren müssen oder ob Sie eher Energie daraus ziehen können. Markieren Sie dies jeweils mit einen Minus- oder einem Pluszeichen. Anschließend haben Sie einen guten Überblick über Ihre größten Stressfaktoren und Energiefresser.

Managen Sie Ihren Stress

Stress lässt sich nicht immer verhindern. Entscheidend ist deshalb, dass Sie immer wieder Ausgleich finden und Stress nicht zum Dauerzustand werden lassen. Stress zu managen bedeutet, so damit umzugehen, dass er Ihre Gesundheit und Ihre Lebensqualität nicht beeinträchtigt. Drei Schritte sind dazu erforderlich:

1. **Finden Sie heraus, was Ihnen wirklich wichtig ist, und richten Sie Ihr Leben so ein, dass Sie immer mehr Überflüssiges weglassen können.**

Um Ihre Zeit planen zu können, müssen Sie wissen, was Ihnen wichtig ist. Nur so werden Sie nein zu den Dingen sagen können, die Sie eigentlich nicht wollen. Und nur so können Sie Ihre Kräfte optimal in Ihrem Interesse einsetzen. Sie schaffen damit Prioritäten und werden fortan viele Entscheidungen für oder gegen zusätzliche Aktivitäten leichter fällen können.

2. **Entwickeln Sie ein effektives Zeitmanagement und planen Sie alle Ihre Aktivitäten entsprechend.**

Auf der Grundlage Ihrer persönlichen Ziele können Sie Ihre Aktivitäten gründlich planen. Denken Sie dabei immer auch an Pufferzeiten!

3. **Sorgen Sie für Möglichkeiten zur Erholung und zum Auftanken.**

Auch mit dem besten Zeitmanagement wird sich Stress nie vollständig ausschalten lassen. Möglichkeiten zu haben, mit denen Sie verbrauchte Energie wiedergewinnen können, sind deshalb genauso wichtig. Planen Sie Zeit für Erholung und Ausgleich als «feste Termine» ein – und zwar bevor Sie ganz am Ende Ihrer Kräfte sind.

Diese drei Schritte konsequent umzusetzen, ist oft nicht leicht. Als kleine Motivation mag dienen, sich die negativen Folgen von Stress immer wieder in Erinnerung zu rufen. Führen Sie sich vor Augen, welche Erkrankungen Stress auslösen kann. Und dass Stress etwas ist, das nur Sie selbst abbauen können – kein anderer wird es für Sie tun.

Was Sie sonst noch tun können

- Akzeptieren, dass ein gewisses Maß an Stress nützlich ist, um bestimmte Leistungen erbringen zu können, weil dazu der gesamte Organismus «in Alarmbereitschaft» versetzt werden muss.

- Nicht zu viel vornehmen. Stress ist oft hausgemacht, durch zu hohe Anforderungen an sich selbst im Beruf, aber auch in der Freizeit. Zumindest nach Büroschluss sollte man den Rat «weniger ist oft mehr» beherzigen.

- Einen oder mehrere Terminpläne machen, auch für den Haushalt oder für private Aktivitäten. Der Kalender sollte aber mit ausreichend Ruhepausen kalkuliert sein.

- Probleme nicht überbewerten. Nicht in gestresstem Zustand versuchen, Probleme zu lösen! Mit relaxtem Kopf kann man viel klarer und konzentrierter denken. Hilfreich sind körperliche Entspannungstechniken wie Yoga, autogenes Training oder als Sofort-Programm ein Entspannungsbad.

- Stress in körperliche Aktivität umsetzen. Treiben Sie Sport oder gehen Sie spazieren. Oder erledigen Sie eine körperliche Arbeit, die Ihnen Spaß macht.

- Als unterstützende Maßnahme und nach Verschreibung durch einen Arzt können Sie Tropfen oder Dragées mit beruhigenden pflanzlichen Substanzen einnehmen, zum Beispiel Johanniskraut, Kava-Kava-Wurzel, Baldrian oder Melisse. Eine Dauerlösung ist das aber nicht.

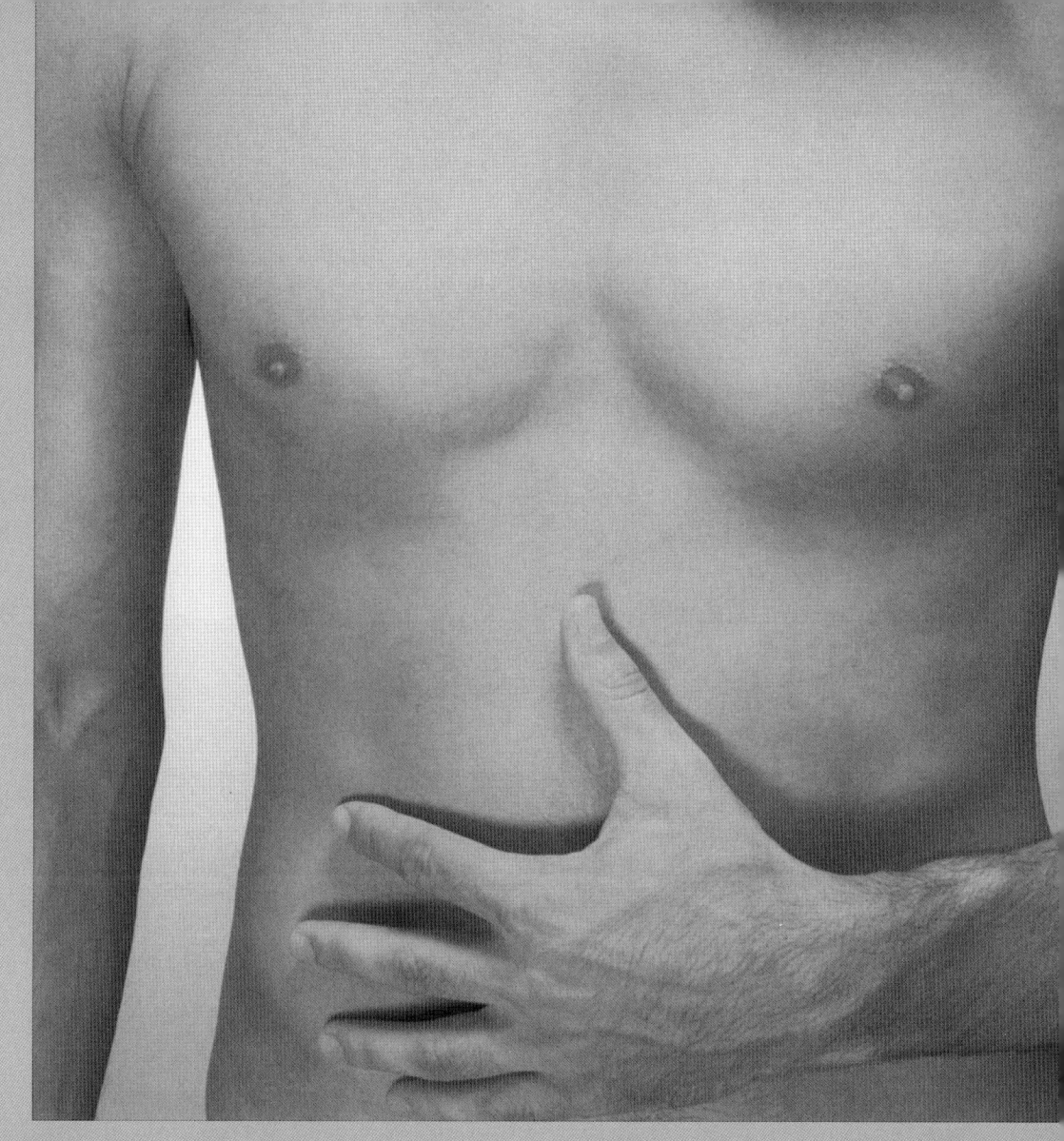

Leberkrankheiten

Jeder Schnaps ein Treffer

War das ein Spaß auf der Skihütte! Wir hatten herzhaft gegessen, stapften mit unseren Skistiefeln zum Tresen, und plötzlich standen da vier Gläser Obstler. Krachkalt und sanft nach Marille duftend. Dann gab jemand die entscheidende Parole aus: «Leeebeerrrrrrr, duck dich!» Und schwups war der Obstler in den ewigen Eingeweiden verschwunden.

Tatsächlich hat unsere Leber bisweilen aber nicht nur mit Alkohol zu kämpfen, sondern mit allen möglichen Substanzen und Erregern, die unser Blut mit sich führt – pharmakologischen Wirkstoffen, Umweltgiften oder Viren. Eine gesunde, funktionstüchtige Leber duckt sich jedoch nicht, wenn eine solche Bombe angeschwemmt kommt. Sie aktiviert vielmehr ihre Reinigungsfunktion und «entgiftet» das Blut – die Leber ist die Kläranlage des Körpers. Und das ist nur ein Teil ihres Jobs. An die Kläranlage angeschlossen ist eine chemische Fabrik, die den Stoffwechsel steuert und mit wichtigen, selbst produzierten Substanzen versorgt. Die Funktionen unserer Leber sind so komplex, dass das Organ für den Menschen unersetzlich ist.

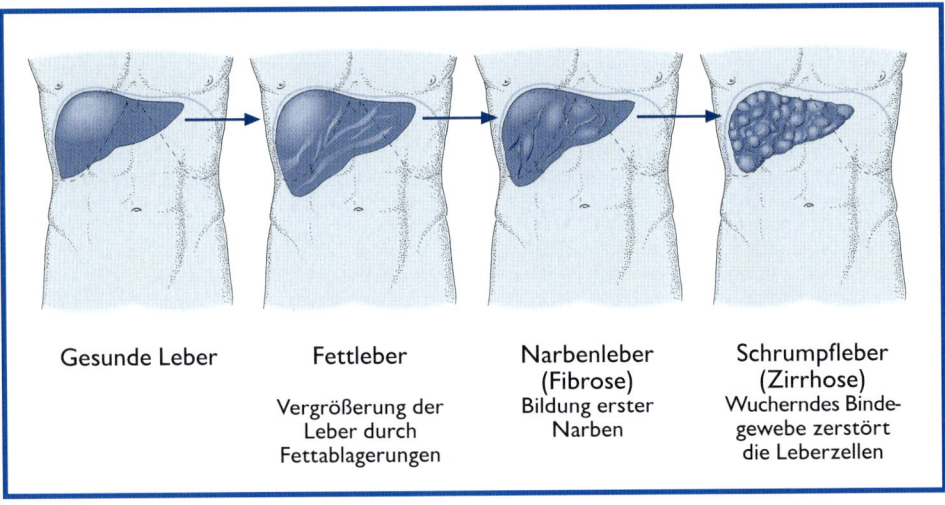

Gesunde Leber	Fettleber	Narbenleber (Fibrose)	Schrumpfleber (Zirrhose)
	Vergrößerung der Leber durch Fettablagerungen	Bildung erster Narben	Wucherndes Bindegewebe zerstört die Leberzellen

Umso schlimmer, wenn die Leber durch falsche Ernährung kaputtgemacht wird. Bekanntermaßen setzt ihr vor allem der Alkohol zu. Konkret passiert Folgendes: Sobald Alkohol auf die Leber trifft, bemüht sich das Organ mit aller Kraft, den Alkohol so rasch wie möglich abzubauen, und vernachlässigt darüber andere Aufgaben, vor allem den Fettstoffwechsel. Und das heißt, dass das Fett, das wir uns in

Form von Eisbeinen, Chips oder Pommes meist auch noch mit dem Alkohol einge-
worfen haben, nicht mehr richtig abgebaut wird und sich ablagert. Das Ergebnis ist
eine Fettleber, die im schlimmsten Fall nach Jahren ruinösen Umgangs zur Leberzirrhose wird. «Alkohol ist aber auch ein Zellgift und würde auch so die Leberzellen
schädigen», sagt Dr. Peter Buggisch, Oberarzt in der Leberambulanz der Universitätsklinik Hamburg. Das bedeutet: Auch ohne fettes Essen entsteht durch zu viel
Alkohol mit der Zeit eine Fettleber.

Alkohol und falsche Ernährung sind aber nicht die einzigen Ursachen von
Lebererkrankungen. Mehr als die Hälfte der rund vier Millionen Deutschen, die ein
Problem mit der Leber haben, leiden unter einem Virus (Hepatitis), sind mehr oder
weniger vergiftet (etwa durch Medikamente) oder am Immunsystem erkrankt.

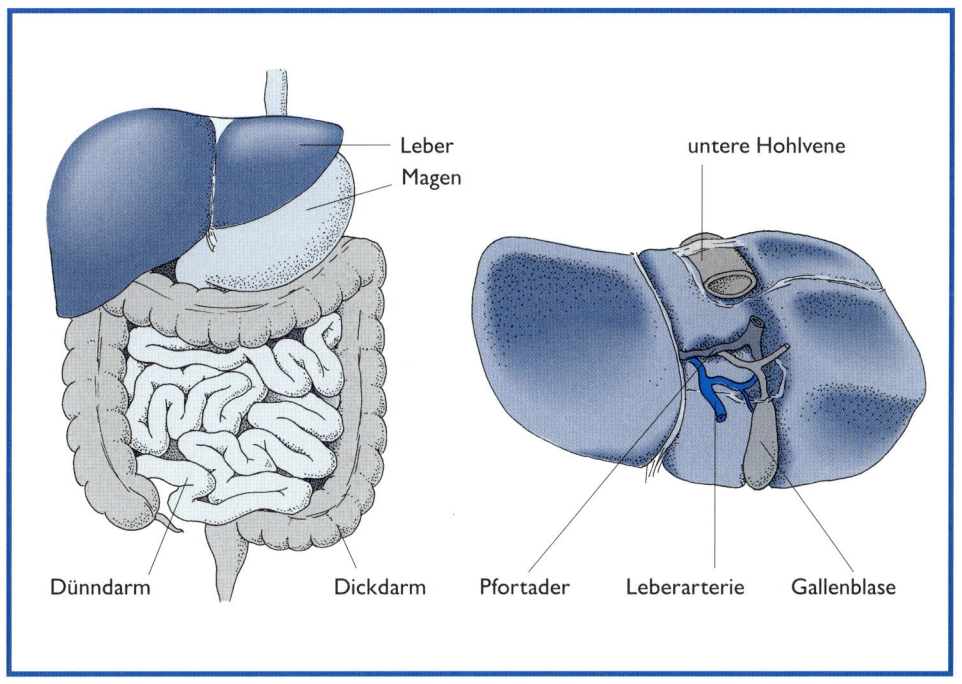

Wie der Arzt die Leber testet

Erkrankungen der Leber sind tückisch, weil sie der Betroffene zunächst nicht spürt. Umso wichtiger ist es, die Leber bei Routinechecks mit prüfen zu lassen. Einen groben Eindruck von der Größe und Beschaffenheit bekommt der Arzt durch das Abtasten und Beklopfen der Bauchdecke. Mehr Details liefert eine Ultraschalluntersuchung, für spezielle Fragen wird die Computertomographie (CT) oder die Kernspintomographie (MRT) eingesetzt.

Da die Leber unsere körpereigene Stoffwechselkommandatur und Chemiefabrik ist, wundert es nicht, dass jede Erkrankung dieses Organs auch chemische Spuren hinterlässt, die im Blut nachgewiesen werden können. Eine Leberentzündung (Hepatitis) sorgt dafür, dass bestimmte Leberenzyme hochschnellen, schwerere Schäden spiegeln sich in hohen Werten für Ammoniak, Blutgerinnungsfaktoren, Serumalbumin und Gesamteiweiß wider. Andererseits lässt sich durch eine Blutuntersuchung auch feststellen, ob eine virusbedingte Leberentzündung bereits ausgeheilt ist oder ob der Patient noch krank ist und andere Menschen anstecken könnte.

Will der Arzt ganz sichergehen, sticht er eine spezielle Nadel durch die Bauchdecke und entnimmt damit ein kleines Stück Lebergewebe. Unter dem Mikroskop zeigt sich dann, ob das Gewebe vernarbt oder vielleicht sogar schon bindegewebsartig verändert ist (Leberzirrhose).

Hepatitis – Virenattacke auf die Leber

Eine bestimmte Art von Viren befällt ausschließlich Leberzellen, um sich fortzupflanzen. Die Krankheit, die dadurch entsteht, bezeichnen Mediziner als infektiöse (virale) Hepatitis. Davon sind bis heute viele verschiedene Formen bekannt und mit Kürzeln versehen: A, B, C, D, E und GB. Die Viren, die den einzelnen Formen zugrunde liegen, sind sehr unterschiedlich, rufen aber später ähnliche Symptome hervor.

Meist beginnt eine Hepatitis mit Abgeschlagenheit, Fieber, Appetitlosigkeit, Gelenkbeschwerden und Schmerzen im rechten Oberbauch. Oft fühlen sich die Patienten nach einigen Tagen wieder besser, kurz darauf geht es aber erst richtig los, weil dann der Ikterus (Gelbsucht) ausbricht: Die Haut verfärbt sich gelblich, der Urin dunkelt ein, der Kot wird dagegen beinahe grau. Allerdings müssen diese Zeichen nicht auftreten. «Bei der Hepatitis B und C haben nur 30 Prozent der Betroffenen Symptome wie das Gelbwerden», sagt Leberexperte Buggisch. Viele Hepatitis-Infizierte wissen deshalb gar nichts von ihrer Erkrankung.

Mit Glück klingt die Hepatitis nach sechs Wochen ohne jede Folge ab. Mit Pech passiert das Gegenteil, und die Hepatitis B, C oder D wird zu einem chronischen Leiden. Bei der Hepatitis B passiert das in gut zehn Prozent der Fälle, bei der Hepatitis-C-Virusinfektion sogar in 70 Prozent. Ein beträchtlicher Teil der Betroffenen stirbt später an Leberzirrhose, Leberversagen oder auch Leberkrebs, denn das Risiko der chronisch Leberkranken, einen bösartigen Tumor zu entwickeln, ist um bis zu 300-mal höher als das der gesunden Menschen.

Wie Sie sich mit Hepatitis anstecken

«Life is a piece of shit, when you look at it», singt die Satirikertruppe Monty Python in ihrem Filmklassiker «Das Leben des Brian». Ob sie beim Texten dieser Songzeile an Hepatitis A und E dachten? In jedem Fall lauern die Erreger dieser Krankheiten gerne im menschlichen Kot. Häufig stecken sich die Betroffenen im Urlaub an, weil das Wasser mit Fäkalien verunreinigt ist. So gelangen die Viren in Eiswürfel oder in Speisen, die nicht oder nur ungenügend gekocht worden sind (häufig Muscheln, Austern und andere Schalentiere). Seltener werden die Viren durch engen Körperkontakt übertragen.

Die Erreger der Hepatitis B, C und D hingegen verbreiten sich ausnahmslos über das Blut. In Ländern mit niedrigen medizinischen Standards überträgt sich das Virus durch verseuchte Blutkonserven, in den westlichen Staaten sind meist Drogenabhängige betroffen, die sich ihre Spritzen teilen. Experten schätzen, dass allein in Deutschland 500 000 bis 1 000 000 Menschen mit Hepatitis C infiziert sind. Im Gegensatz zur Hepatitis A oder B gibt es bei dieser Variante keine Impfmöglichkeit.

Name	Inkubationszeit	Chronischer Verlauf
Hepatitis A	10 bis 40 Tage	Nein
Hepatitis B	1 bis 6 Monate	5 bis 10 Prozent
Hepatitis C	20 Tage bis 6 Monate	50 bis 80 Prozent
Hepatitis D	1 bis 6 Monate	Bei gleichzeitiger Infektion mit Hepatitis-B-Virus 10 Prozent, bei Bestehen einer chronischen Hepatitis B 90 Prozent.
Hepatitis E	2 bis 8 Wochen	Nein

Problemfall Hepatitis C

Hepatitis C ist die häufigste Infektion der Leber, innerhalb bestimmter Risikogruppen (zum Beispiel Diabetiker) liegt die Durchseuchungsrate bei über zehn Prozent. Etwa 20 Prozent der Infizierten entwickeln im Verlauf der Krankheit eine Leberzirrhose, andere sterben an Folgekrankheiten wie Leberkrebs.

Für die Therapie der Hepatitis C, die über eine Blutuntersuchung nachweisbar ist, steht nur eine sehr begrenzte Anzahl von Methoden zur Verfügung:

- Interferon-alpha ist ein Stoff, der unter die Haut gespritzt wird und das Immunsystem stärkt. Die Ärzte setzen ihn meist in Kombination mit Ribavirin ein, weil dieser Wirkstoff noch einmal immunverstärkend wirkt. Die Behandlung dauert mehrere Monate, die Erfolgsquote liegt bei 50 Prozent. Allerdings hat das Hepatitis-C-Virus verschiedene Untertypen, bei denen die Erfolgsquote zum Teil bei 80 Prozent liegt.
- Im Endstadium der Hepatitis C, wenn der Patient bereits eine Leberzirrhose hat, kann eventuell eine Lebertransplantation durchgeführt werden.
- Während der akuten Infektion muss sich der Betroffene zudem schonen. Substanzen (Alkohol), die die Leber schädigen können, sind tabu!

Hepatitis C ist eine gefährliche Krankheit, und sie schränkt den Aktionsradius des Betroffenen ein, denn er muss ständig aufpassen, dass er niemanden ansteckt. Folglich gilt für diese Krankheit ebenso wie für alle anderen: Am besten, man bekommt sie erst gar nicht.

Da Hepatitis C ebenso wie Hepatitis B durch das Blut übertragen wird, gibt es simple Verhaltensregeln, wie man sich davor schützen kann. Die erste lautet: Vermeiden Sie häufig wechselnden Geschlechtsverkehr, und wenn Sie nicht darauf verzichten wollen, benutzen Sie Kondome. Ungeschützter Geschlechtsverkehr macht zwar Spaß, aber der Spaß kann das Leid einer möglicherweise tödlichen Infektion nicht aufwiegen. Allerdings überträgt sich das Hepatitis-C-Virus beim Sex verhältnismäßig schwer von einem Partner zum anderen. «In einer stabilen Partnerschaft liegt das Risiko, den Partner anzustecken, zwischen drei und vier Prozent», meint Dr. Buggisch. Zweitens: Seien Sie spießig und teilen Sie Badezimmerartikel, die eventuell mit Blut in Berührung kommen (Rasiersachen, Zahnbürste, Nagelset), nicht mit anderen Menschen. Das gilt natürlich auch für Spritzen – in gar keinem Fall dürfen Sie eine gebrauchte Nadel noch mal benutzen.

Sicher ist sicher: die Impfung

Wenigstens gegen Hepatitis A und B kann man sich impfen lassen, üblich ist inzwischen die Kombinationsimpfung. Für Kinder ist sie kostenlos, Erwachsene müssen sie meist bezahlen (fragen Sie bei Ihrer Kasse nach). Empfehlenswert ist dieser Schutz für alle, besonders aber für Menschen, die ein erhöhtes Infektionsrisiko haben. Dazu gehören Mitarbeiter in medizinischen und sozialen Einrichtungen, Menschen mit häufig wechselnden Sexualpartnern und natürlich Vielreisende. Der Infektionsschutz hat sich etwa einen Monat nach der Impfung vollständig entfaltet und hält rund zehn Jahre vor.

Alarmstufe rot: Leberzirrhose

Stellen Sie sich vor, Ihre rechte Hand würde sich langsam verändern. Zunächst werden die Gelenke steif, dann sterben Sehnen und Muskeln ab, schließlich weicht das Gefühl aus den Fingerkuppen. Irgendwann ist Ihre Hand nicht mehr zu gebrauchen, sie sitzt nur noch wie ein lebloser Rechen am Ende des Arms.

Einen ähnlichen Verfallsprozess, der zur völligen Funktionsuntüchtigkeit führt, macht die Leber durch, wenn sie von einer Zirrhose zerstört wird. Schätzungsweise 800 000 Deutsche sind derzeit betroffen, etwa 30 bis 50 Prozent davon haben ihre Gesundheit auf dem Kneipentresen geopfert. Weitere 40 Prozent leiden unter der Krankheit, weil sie eine chronische Hepatitis haben, der statistische Rest ist durch Vergiftungen, Drogenmissbrauch, Stoffwechselerkrankungen oder Autoimmunreaktionen entstanden.

Was genau passiert bei der Leberzirrhose? Eine gesunde Leber kann sich regenerieren, also gestörte oder tote Zellen durch neue, lebendige Zellen ersetzen. Bei der zirrhotischen Leber läuft dieser Prozess ins Leere. Die unbrauchbaren Zellen werden zwar ersetzt, aber nicht durch frische, aktive Zellen, sondern durch «wertloses» Bindegewebe. Stück für Stück verwandelt sich die Leber, diese hochkomplexe Kläranlage und Chemiefabrik des Körpers, in einen zwecklosen Zellhaufen.

Die Symptome

Eine Leberzirrhose entwickelt sich in den meisten Fällen über viele Jahre, die Symptome sind zunächst allgemeiner Natur: Appetitlosigkeit, Übelkeit, Müdigkeit, Leistungsschwäche. Wenn der Tastbefund an der Bauchdecke noch halbwegs normal ist (und das ist er in den ersten Jahren), tun sich auch Ärzte mit der Diagnose schwer.

Erst im fortgeschrittenen Stadium wird die Leberzirrhose im wahrsten Sinne des Wortes unübersehbar, denn es bilden sich so genannte Leberhautzeichen. Dazu gehören: Gefäßspinnen (auch «Lebersternchen» genannt) vor allem im Brustbereich, gerötete Handinnenflächen, punktförmige Blutungen, Pigmentstörungen (weiße Flecken) und gläserne Nägel.

In einem späteren Stadium kommt die Gelbsucht hinzu, die entsteht, weil die Leber die Gallenfarbstoffe nicht mehr abbauen kann. Auch die weiblichen Geschlechtshormone kann die Leber nicht mehr verhackstücken. Das Resultat ist eine unfreiwillige Verweiblichung des Mannes: Verlust der Körperbehaarung (Bauchglatze), Schwinden des Hodengewebes und Bildung von Brüsten.

Wirklich dramatisch wird der Zustand, wenn sich in der Bauchhöhle immer mehr Wasser ansammelt und die Durchblutung der Leber nicht mehr funktioniert. Das Blut staut sich stattdessen an der so genannten Pfortader und presst sich in die anliegenden Venen hinein. Diese «Umleitungen» sind zum Teil auf der Körperoberfläche sichtbar, zum Beispiel rund um den Bauchnabel (Medusenhaupt). Weitere Venen, zumeist jene der Speiseröhre und des Magens, mutieren unter dem Druck zu Krampfadern (Varizen) und drohen zu platzen, was für den Betroffenen lebensbedrohlich ist, weil er an dem Blut ersticken kann.

Ebenso gefährlich ist natürlich, dass das Blut nun nicht mehr von der Leber gereinigt wird und sämtliche Giftstoffe ungefiltert in den großen Blutkreislauf eindringen. So gelangen sie auch ins Gehirn und schädigen dort die empfindlichen Nervenzellen. Medizinisch heißt das Enzephalopathie, was vereinfacht bedeutet: Im Endstadium der Leberzirrhose geht auch im Kopf nicht mehr viel.

Die Therapie der Leberzirrhose

Früherkennung ist, wie so oft, das A und O: Wird die Leberzirrhose noch im Anfangsstadium diagnostiziert, hat der Betroffene sehr gute Überlebenschancen – insofern es gelingt, ihre Ursache zu beseitigen. Bei Alkoholikern heißt das, die Trinkerei sofort und für immer sein zu lassen, bei Hepatitis-Patienten, den Virus in den Griff zu bekommen. Ist die Zirrhose schon voll ausgebildet, überleben nur noch 20 bis 40 Prozent die kommenden fünf Jahre. Die meisten Patienten sterben an geplatzten «Umleitungen» oder an einem «vergifteten» Gehirn.

Ein Mittel, die Leberzellen wiederherzustellen, die sich bereits in Bindegewebe umgewandelt haben, gibt es nicht. Und das heißt, dass sich der Verfallsprozess im günstigsten Fall stoppen lässt, ansonsten können Ärzte ihn nur hinauszögern und versuchen, die Symptome zu bekämpfen. Dazu verabreichen sie verschiedene Medikamente und Vitamine. Hilft auch das nicht mehr weiter, bleibt allein die Lebertransplantation. Aber auch da sind die Wartelisten lang, oft zu lang.

Mittlerweile gibt es auch eine «künstliche» Leber. Sie wird aber nur kurzzeitig im Notfall und auch nur unter intensivmedizinischen Bedingungen eingesetzt. Ob ein «Nachbau» der Leber jemals funktionieren wird, ist ungewiss – das Original ist schlichtweg zu komplex.

Was lässt sich vorbeugend tun?

Sie brauchen Ihre Leber, also seien Sie gut zu ihr. Trinken Sie Alkohol nur in Maßen, ernähren Sie sich gesund und fragen Sie Ihren Arzt, ob Ihre Medikamente eventuell leberschädigend sind. Vielleicht kann das eine oder andere Medikament gegen ein harmloseres ausgetauscht werden. Lassen Sie außerdem bei Blutuntersuchungen auch Ihre Leberwerte erheben, so ist ein eventuelles Problem frühzeitig zu erkennen. Vorsicht ist bekanntlich die Mutter der Porzellankiste – und Ihr Körper ist manchmal nichts anderes.

Vorzeitiger Samenerguss

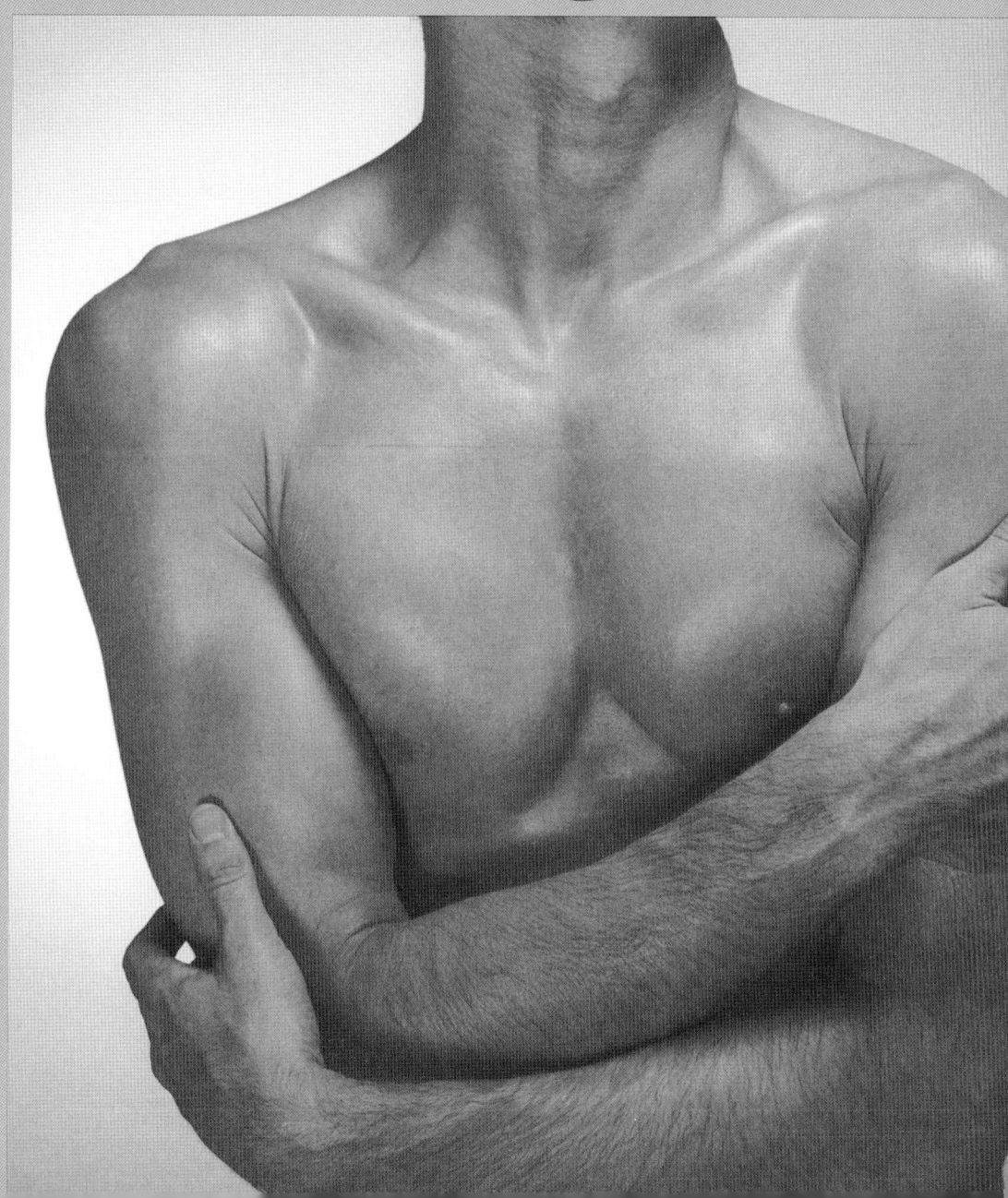

War ich schon drin?

Wie war das doch gleich? Wer zu spät kommt, den bestraft das Leben? Von wegen! Beim vorzeitigen Samenerguss (Ärzte sagen auch Ejaculatio praecox dazu) ist es genau umgekehrt: Kaum dass der Spaß losgehen soll, ist er auch schon wieder vorbei. Das ist meist peinlich für den Mann, ein Drama muss es aber nicht sein. Denn erstens ist der vorzeitige Samenerguss keine seltene Koitus-Panne – zwei Drittel aller Männer bis zum 40. Lebensjahr haben damit gelegentlich oder auch öfter zu tun. Und zweitens lässt sich etwas dagegen unternehmen.

Warum man(n) zu früh kommt

Manche Männer kommen zu früh, wenn sie besonders stark erregt sind. Andere nur, wenn sie Angst haben, als Liebhaber zu versagen. Jüngere Frühkommer übernehmen mitunter Verhaltensmuster aus ihrer Jugend: Da wurde oft hektisch onaniert, um möglichst schnell zum Samenerguss zu gelangen, denn Mutti könnte ja ins Zimmer platzen. Häufig sind auch Männer betroffen, die eine besonders strenge oder konservativ-religiöse Erziehung genossen haben: Ihnen wurde schlichtweg verschwiegen, dass man Sex auch genießen darf. Nichts Ungewöhnliches ist die vorzeitige Ejakulation aber auch, wenn der letzte Sex lange her oder die Partnerin brandneu ist.

Was auch immer die Ursache sein mag: Den Betroffenen fehlt die Kontrolle über ihre Erregung, also das Gefühl, auf welchem Erregungsniveau sie sich wann befinden. So wie manche Autofahrer nicht registrieren, mit welcher Geschwindigkeit sie mal wieder unterwegs sind, können Frühkommer nicht einschätzen, wie kurz sie schon vor der Ejakulation stehen – und prompt ist es passiert. Die meisten Ursachen für diese Panne sind allerdings wenig dramatisch, mit wachsender Erfahrung verschwinden sie oft von alleine.

Für ein Drittel der Betroffenen wird der vorzeitige Samenerguss allerdings zu einem echten Problem. Bei ihnen sind es typischerweise Konflikte mit der Partnerin oder unbewusste Kastrationsängste, die den Spaß am Sex durchkreuzen. Aber auch hier gibt es eine gute Nachricht: Wenn erst das Vertrauen in die eigene Sexualität wieder wächst, stellt sich beim Samenerguss auch die gewünschte Verspätung wieder ein. Hilfreich dabei ist natürlich, wenn man auch seiner Partnerin vertrauen kann – und nicht etwa fürchten muss, wegen der «Voreiligkeit» ausgelacht zu werden.

Die Ejakulation – was passiert da eigentlich?

In der ersten Phase des Orgasmus gelangen Samenflüssigkeit (in den Samenblasen frisch produziert) und Spermien (in den Hoden schon seit drei Monaten auf Lager) in die Nebenhoden. Die Muskeln im Beckenbereich sorgen während der zunehmenden Erregung dafür, dass das Ejakulat von dort über die Samenleiter Richtung Ausgang transportiert wird. In der zweiten Phase des Orgasmus öffnet sich der äußere Schließmuskel der Harnblase, während sich der innere Schließmuskel fest schließt, damit das Ejakulat nicht zurück in die Blase fließt. Es sammelt sich in einem sackartigen Hohlraum des Harnleiters. Ist genug Ejakulat vorhanden, zieht sich dieser Hohlraum zusammen und presst es mit Unterstützung der größeren Beckenmuskeln heraus. In Abständen von einer Sekunde schießt es in drei bis vier solcher Muskelkontraktionen heraus.

Wann ist zu früh?

Vorzeitiger Samenerguss passt als Begriff nicht wirklich. Denn es lässt sich nur schwer definieren, was «vorzeitig» ist. Kommt nur der Samenerguss zu früh oder gleich der gesamte Orgasmus? Beides wäre unabhängig voneinander möglich. Außerdem bleibt die Frage: Was genau ist «zu früh»? Nach zehn Sekunden? Oder doch eher nach drei Minuten?

Vergessen Sie solche Überlegungen. Mit Ihrer Ejakulationsbereitschaft liegen Sie goldrichtig, wenn Sie sowohl einen Quickie hinlegen und nach rund 60 Sekunden zum Schuss kommen als auch stundenlang und in aller Ruhe die Ejakulation hinauszögern können. «Entscheidend für diese Kontrolle über die Ejakulation ist, dass man sich unabhängig macht von äußeren Faktoren und Erwartungen», rät Dr. Haydar Karatepe vom Sexualmedizinischen Zentrum in Frankfurt am Main.

Was tun, um später zu kommen?

Um den vorzeitigen Samenerguss in den Griff zu bekommen, gibt es zahlreiche Möglichkeiten. Die beste Methode ist, das Problem selbst in die Hand zu nehmen. Dabei sollte die Partnerin einbezogen werden, da auch sie unter der Situation leiden dürfte. Bei diesen Übungen zu zweit geht es darum, die sexuellen Reize und Handlungen betont langsam zu intensivieren. Anfangs sorgt das nicht gerade für Erfüllung, denn wer ist es schon gewohnt, extrem zurückhaltend zu beginnen und sich nur vorsichtig zu steigern. Doch der Erfolg lässt nicht lange auf sich warten. «In dieser Phase geht es darum, Vertrauen in sich selbst zu schaffen und Verständnis bei der Partnerin zu wecken», meint Dr. Karatepe.

Die Stop-and-go-Methode

Der Mann bleibt passiv, während die Partnerin seinen Penis mit der Hand massiert. Kurz vor dem Samenerguss hört sie mit der Massage auf und drückt den Penis zusammen, um so den Samenerguss aufzuhalten. Dann beginnt sie erneut – bis sie wieder ein Zeichen bekommt. Das Ganze wiederholt sie dreimal. Beim vierten Mal lässt die Partnerin den Samenerguss zu.

Diese Technik sollte man über einen längeren Zeitraum trainieren und sich dabei langsam steigern. Zum Abschluss versucht der Mann normalen Geschlechtsverkehr, bleibt aber wieder zunächst passiv. Die Frau, die im Reitsitz auf ihrem Partner hockt, führt die Koitusbewegungen alleine aus – bis der Mann signalisiert, dass er sich dem Samenerguss nähert. Diese Variante wird ebenfalls dreimal wiederholt, beim vierten Mal wird der Samenerguss wieder zugelassen. Auch hier findet über einen bestimmten Zeitraum eine Steigerung statt, bis der Mann von der frühzeitigen Ejakulation «geheilt» ist. Masters und Johnson, die Erfinder dieser Technik, haben damit einen 98-prozentigen Erfolg erzielt.

Das Problem zu Beginn besteht darin, richtig abzuschätzen, wann man «stoppen» soll. Allerdings lässt sich dies auch in höherem Alter noch erlernen. Alles, was es dazu braucht, sind etwas Zeit und Übung – und das volle Verständnis und die Mitarbeit der Partnerin. Wenn die Angst aber erst einmal abnimmt und das Selbstvertrauen wächst, stellen sich bald erste Erfolge ein. Dadurch wiederum bekommt das Selbstvertrauen noch mehr Schub, und die Angst, zu früh zu kommen, verfliegt nach und nach.

Die Squeeze-Technik

Bei dieser Methode stimuliert die Partnerin ihren Partner ebenfalls bis kurz vor dem Samenerguss mit der Hand. Dann drückt sie mit der Daumenspitze fest auf die Rückseite des Penis, direkt unterhalb der Eichel. Dies unterbricht in den meisten Fällen den Ejakulationsreflex. Allerdings braucht es auch bei dieser Technik Geduld und Übung, bis der gewünschte Effekt erzielt wird.

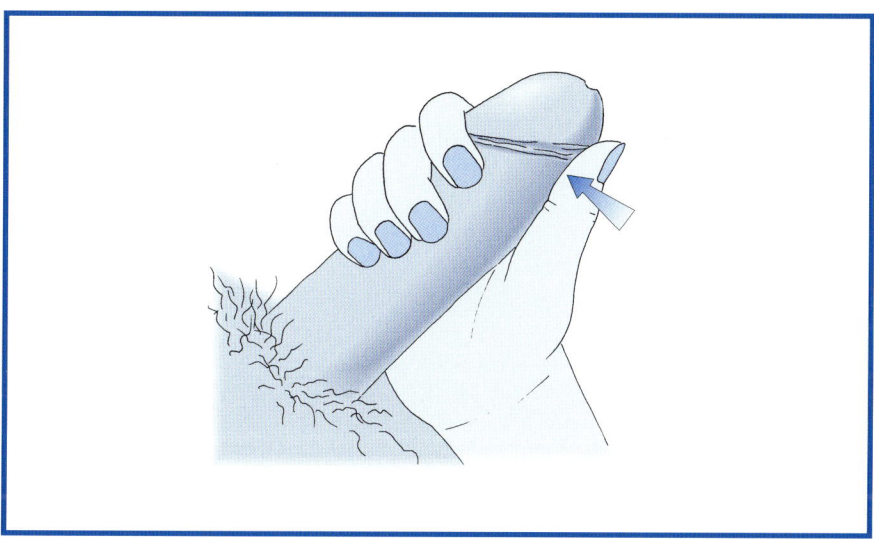

Behandlung mit modernen Antidepressiva

Die Stop-and-go-Methode und die Squeeze-Technik haben sich als wirkungsvolle Hilfen gegen den vorzeitigen Samenerguss bewährt. Eine Erklärung, warum sie funktionieren, gibt es nicht. Und es muss sie auch nicht geben. Denn Sex ist natürlich nicht nur eine Frage von Technik, sondern auch von Zuneigung, Aggressivität, Enttäuschung, Angst, Liebe, Phantasie, Erregung, Kommunikation und vielem mehr. «Sex ist ein Spiel», meint Sexualmediziner Karatepe. «Wer es spielen kann, der kommt damit auch souverän und problemlos zurecht.» Die Grundlagen dieses Spiels hat man in der Tat schnell kapiert, aber meist sind es die Wechselwirkungen zwischen den eigenen Gefühlen, Wünschen und Erwartungen und denen der Partnerin, die zu Problemen führen.

Wenn allerdings Selbsthilfetechniken nichts bringen, sollte zügig ein Sexualtherapeut zu Rate gezogen werden. Ihm stehen zwei Behandlungsansätze zur Wahl.

«In einem hohen Prozentsatz der Fälle ist Angst vor dem Versagen die Ursache für den vorzeitigen Samenerguss», sagt Dr. Karatepe. «Den Teufelskreis der Angst, beim Sex zu früh oder zu spät zu kommen oder sonstwie zu versagen, kann man durch eine langfristige Psychotherapie oder mit Hilfe einer kurzzeitigen Medikamentenbehandlung durchbrechen.» Für welchen Mann welche Methode am besten geeignet ist, wird zusammen mit dem Therapeuten entschieden.

Für die Medikamentenbehandlung werden bestimmte Antidepressiva – so genannte Serotonin-Wiederaufnahme-Hemmer – eingesetzt. Man baut dabei nicht auf die Hauptwirkung dieser Mittel, sondern auf eine ihrer Nebenwirkungen. Dass die Serotonin-Wiederaufnahme-Hemmer tatsächlich helfen können, bewiesen australische Wissenschaftler. Sie verabreichten 70 Männern mit vorzeitigem Samenerguss die Substanz. Nach sieben Wochen steigerte sich die Zeit, die die Männer beim Sex ohne Ejakulation durchhielten, im Durchschnitt auf mehr als das Sechsfache. Serotonin-Wiederaufnahme-Hemmer wirken dabei in erster Linie an speziellen Rezeptoren im Gehirn. «Was genau abläuft, ist zwar noch unbekannt», meint Dr. Karatepe, «klar ist allerdings, dass diese Wirkstoffe Ängste und Spannungen abbauen.» Und das ist beim vorzeitigen Samenerguss oft der Schlüssel zur Lösung des Problems.

Ist eine körperliche Ursache wie etwa eine Überfunktion der Schilddrüse als Grund für die Kurzauftritte im Bett ausgeschlossen, sind Serotonin-Wiederaufnahme-Hemmer eine echte Alternative. «Bereits nach zwei Wochen kann man erste Erfolge beobachten», sagt Dr. Karatepe. «Da die Dosierung niedriger ist als bei der Behandlung von Depressionen, sind Nebenwirkungen selten.» Zeigt der Serotonin-Wiederaufnahme-Hemmer Wirkung, ersetzt schon bald neue Sicherheit die alte Angst vor dem Versagen beim Geschlechtsakt. «Das ist eine tolle Erfahrung für Betroffene, wenn durch die Kontrolle über die Ejakulation das Selbstwertgefühl mehr und mehr zurückkehrt», so der Experte. In Absprache mit dem Arzt kann die Dosierung des Antidepressivums dann sogar stetig verringert werden – bis auf null. Die Krankenkassen übernehmen die Kosten allerdings nur, wenn ein Arzt eine behandlungsbedürftige Angststörung oder Depression diagnostiziert.

Lokale Betäubungsmittel

Eine Möglichkeit, später zu kommen, bieten auch lokale Betäubungsmittel, die auf die Eichel geschmiert werden. Eine entsprechende Creme (verschreibungspflichtig) muss vor dem Koitus dünn auf und unterhalb der Eichel im Bereich des

Bändchens aufgetragen werden. Bis die Wirkung eintritt, dauert es rund eine halbe Stunde. Bei richtiger Anwendung oder bei der Benutzung eines Kondoms besteht keine Gefahr, die Klitoris der Partnerin zu betäuben. Übrigens gibt es auch Kondome, die mit einem lokalen Betäubungsmittel beschichtet sind. Sie kosten nur wenig mehr als die herkömmlichen Gummis.

Die Hier-und-jetzt-Methode: Beckenbodenmuskulatur trainieren

Musculus bulbocavernosus heißt der Muskel, der bei vielen Zufrühkommern für das Problem sorgt: Zu Beginn des Koitus kontrahieren die meisten Männer unbewusst diesen oder einen ähnlichen, ebenfalls im Beckenboden liegenden Muskel im Rhythmus der Stoßbewegungen, um zusätzlich Blut in den Penis zu «pumpen». Der wird dadurch härter, und das mag ja gewollt sein. Aber wer diesen unbewussten Reflex falsch steuert und nicht irgendwann aufhört, die Muskeln beim Koitus permanent zu kontrahieren, pumpt einen schnellen Samenerguss geradezu herbei. «Abhilfe könnte es bringen, diese Muskeln gezielt zu trainieren», meint Experte Dr. Karatepe. Dazu müssen die Muskeln kurz vor der Ejakulation angespannt und «festgehalten» werden – der Ejakulationsdrang und die Erektion lassen nach, die Situation ist gerettet. Das Ganze sollte mehrere Male geübt werden, um ein Gefühl für das Festhalten zu bekommen. Damit auch wirklich der richtige Muskel festgehalten wird, gibt es einen Trick: «Es ist der gleiche Muskel, den der Mann auch benutzt, um das Wasserlassen zu unterbrechen», so Karatepe. Sobald man gelernt hat, genau diese Muskeln zu aktivieren, ist das Training leicht und an jedem Ort unbemerkt durchführbar.

Woran Sie auch denken sollten

Um befriedigenden Sex zu erleben, ist es gut, wenn Sie nur dann sexuell aktiv werden, wenn Sie erregt sind. Außerdem sollten die Bedingungen, die Sie persönlich brauchen, um sich wohl zu fühlen, erfüllt sein. Achten Sie darauf, wann Sie verkrampft sind, und fragen Sie sich, ob und wie Sie in der Situation entspannen können. Lassen Sie sich stimulieren oder stimulieren Sie sich selbst, ganz wie Sie es mögen, und verstärken Sie diese Stimulierung stetig. Richten Sie die Situation so ein, dass Sie den Sex genießen können und keine «Leistungen» vollbringen müssen.

Hier gibt es Hilfe

Auch wenn zunächst alle Selbsthilfe versagt: Der vorzeitige Samenerguss kann mit großem Erfolg behandelt werden. Entscheidend ist aber, dass Männer, die glauben, damit nicht alleine klarzukommen, sich zügig professionelle Hilfe holen. Denn eins ist sicher: Die Störung lässt sich im Anfangsstadium leichter beseitigen als später.

Beim ersten Termin mit dem Arzt oder Sexualtherapeuten sollten Sie versuchen, möglichst offen über das Problem zu sprechen. Schamgefühle sind verständlich, dürfen aber nicht zu sehr im Vordergrund stehen. Sexuelle Störungen wie der vorzeitige Samenerguss sind auch viel zu weit verbreitet und «normal», als dass man sich dafür genieren müsste.

Beschreiben Sie Ihrem Gesprächspartner oder Ihrer Gesprächspartnerin alle wichtigen Details und überlegen Sie sich vorher in Ruhe die Antworten auf folgende Fragen: Wie zeigt sich die Störung? Seit wann besteht sie? Wie oft tritt sie auf, unter welchen Bedingungen und mit wem? Zusammen mit dem Experten oder der Expertin können Sie dann sicherlich bald die möglichen Ursachen eingrenzen. Ob Urologin, Androloge, Frauenarzt, Internist, Nervenärztin, Psychologe, Psychotherapeutin – ganz egal: Reden Sie nicht um den heißen Brei herum, sondern sprechen Sie am besten so, wie Ihnen der Schnabel gewachsen ist. Diese Männer und Frauen kennen sich aus mit Ihrem Problem und möchten Ihnen helfen, also vertrauen Sie sich ihnen ruhig an. Abgesehen davon hatten die meisten Fachleute selbst schon einmal eine Sexualstörung und können Sie besser verstehen, als Sie denken.

Sperma: Zahlen, Daten, Fakten

- Jeder Hoden bildet rund 1500 Spermien pro Sekunde.
- Tagesproduktion: Bis zu 100 Millionen Spermien.
- Normale Ejakulatmenge: 2 bis 6 Milliliter.
- Spermien pro Milliliter: 20 bis 120 Millionen.
- Ein Spermium benötigt 100 Tage für Bildung, Reifung und den anschließenden Weg durch Samenleiter und Nebenhoden.
- 30 bis 60 Minuten nach der Ejakulation erreichen die Spermien die Eileiter.
- Reisegeschwindigkeit: 3 bis 4 Millimeter in der Minute.
- Überlebensdauer: In der Vagina einige Stunden, an der Luft 4 bis 24 Stunden, im Gebärmutterhals bis zu einer Woche.
- Mindestmenge zur Befruchtung: 10 bis 20 Millionen.

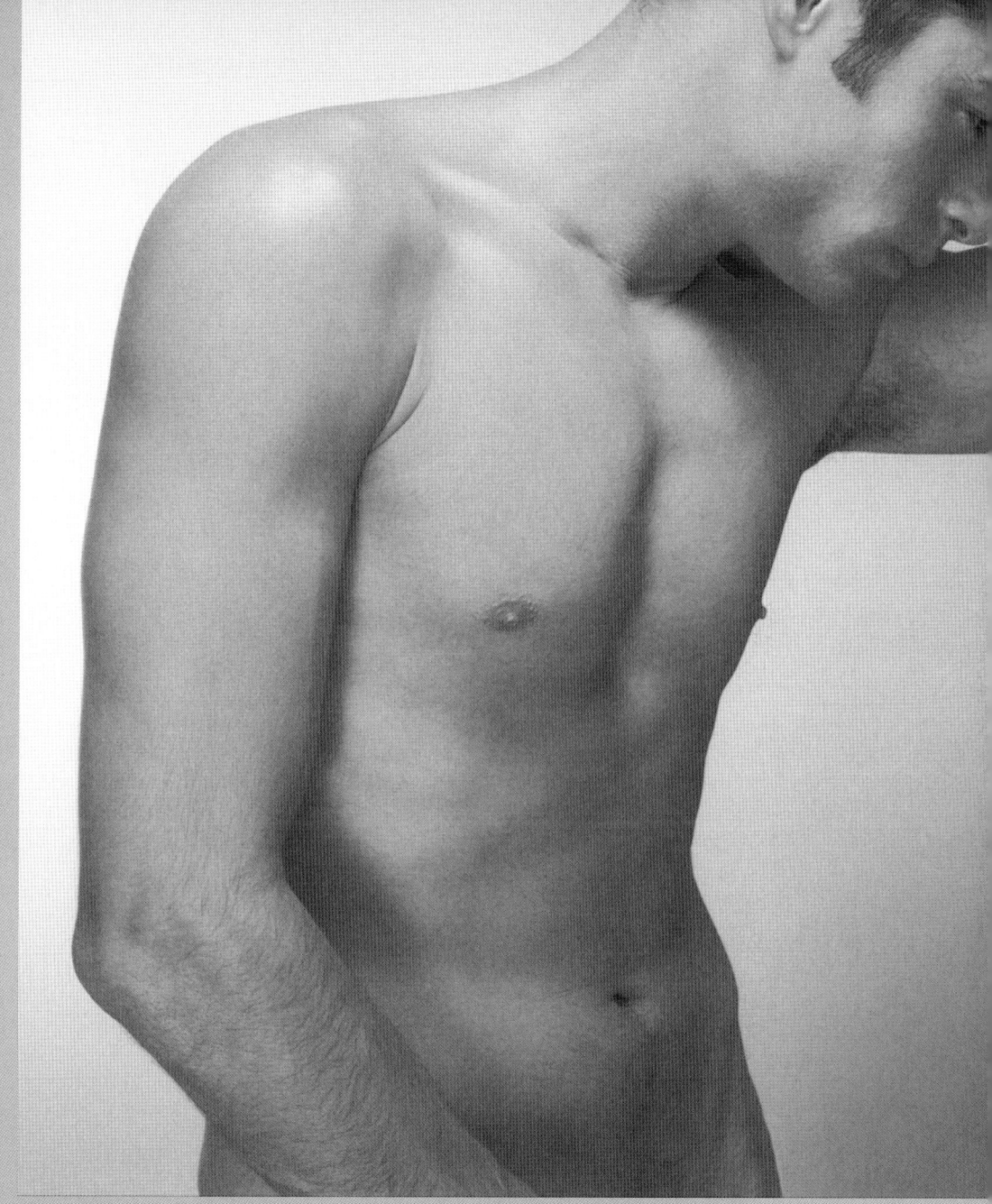

Hodenkrebs

Glück im Unglück

Zuerst die schlechte Nachricht: Wenn Männer im Alter zwischen 20 und 35 Jahren an Krebs erkranken, dann meist an Hodenkrebs. Und jetzt die gute: Hodenkrebs lässt sich sehr gut heilen. Ein Beweis dafür ist die geradezu surreale Krankenakte des US-Radprofis Lance Armstrong. In einem seiner Hoden wucherte der Krebs, in Lunge und Gehirn hatten sich bereits Metastasen gebildet. Mitte 1999, gerade mal 18 Monate nach seiner Chemotherapie, wurde Armstrong Vater. Doch damit nicht genug: Im selben Jahr gewann er auch zum ersten Mal die Tour de France. Vier weitere Siege in den Jahren 2000, 2001, 2002 und 2003 folgten.

Beim Hodenkrebs spielen die Zellen verrückt, sie wuchern entgegen ihrer genetischen Zweckbestimmung; Ärzte sagen: Sie entarten. Bei 95 Prozent der Betroffenen passiert das nur an einem Hoden. Erfolgt keine Therapie, zerstört der Krebs den Hoden, streut seine Zellen in andere Organe und tötet den Erkrankten früher oder später. Wird der Betroffene jedoch frühzeitig behandelt, lässt sich der Krebs meist vollständig heilen.

Kein Grund zur Panik: Knoten am Hoden

O Gott, o Gott, da ist ein Knoten, das muss Krebs sein! Falsch – oft entpuppt sich ein Knoten am Hoden als harmlose Wasseransammlung im Gewebe, Hydrozele genannt. Den Unterschied zwischen Krebs und Hydrozele können Sie selbst fühlen und ertasten: Bösartige Tumore schmerzen bei Druck meist nicht, Entzündungen und Hydrozelen dagegen schon. Doch so oder so: «Jede Schwellung am Hoden gehört sofort genau untersucht», sagt der Hamburger Urologe Dr. Kai Schölermann.

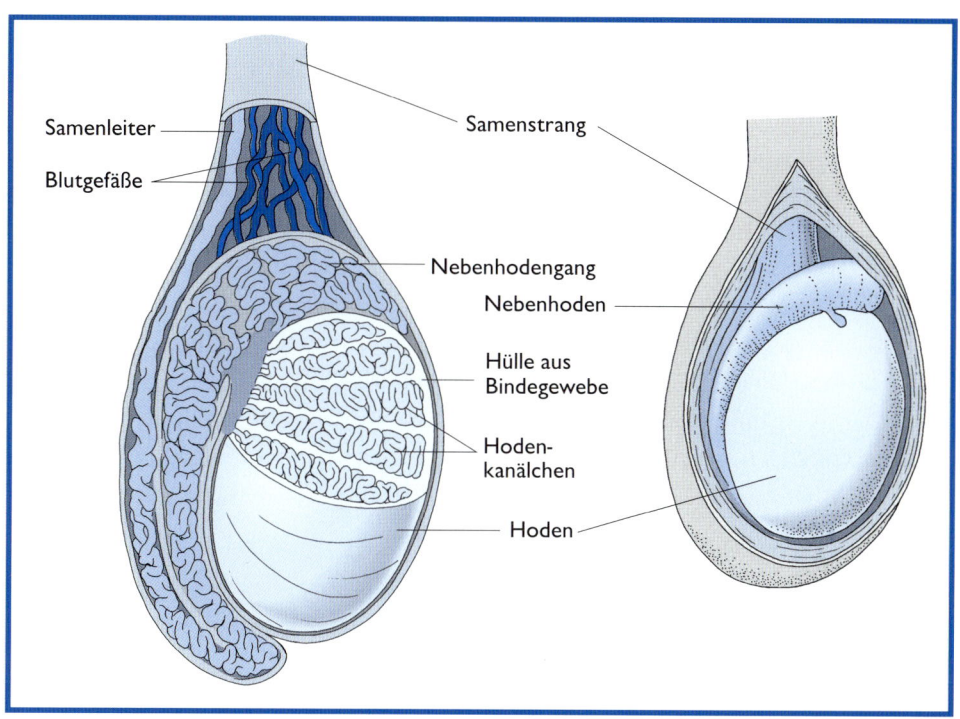

Wie entsteht Hodenkrebs?

Warum sich überhaupt Hodenkrebs entwickelt, ist nicht vollständig geklärt. «Wir gehen davon aus, dass die Veranlagung zum Hodenkrebs schon vor der Geburt entsteht, genauer gesagt, in den ersten drei Lebensmonaten des Fötus», sagt Professor Hans-Joachim Schmoll, Onkologe an der Uniklinik Halle und einer der führenden internationalen Experten für Hodentumore. In diesem Zeitraum tritt eine genetische Störung der Stammzellen auf, aus denen später die Hoden hervorgehen. «Ursache der Störung sind wahrscheinlich Umweltgifte im Blut der Mutter: Dioxin, Insektizide und DDT», so Professor Schmoll. Auch Hormonstörungen während der Schwangerschaft, ausgelöst etwa durch hormonbelastetes Fleisch, können die Ursache sein. Ein typischer, aber relativ harmloser Ausdruck dieser genetischen «Fehlprogrammierung» sind die so genannten Leisten- oder Pendelhoden (also Hoden, die zwischen Hodensack und Leiste hin und her flutschen). Männer, die darunter leiden, haben ein höheres Risiko, an Hodenkrebs zu erkranken.

Insgesamt ist das Risiko überschaubar: Von 100 000 Männern zwischen 20 und 40 Jahren erwischt es pro Jahr gerade mal sieben. Allerdings haben sich die Fallzahlen in den letzten 20 Jahren verdoppelt, und das Risiko steigt weiter – mehr als bei jedem anderen Krebs. Ursache ist vermutlich die zunehmende Umweltverschmutzung.

Der Krebs muss dabei nicht zwingend den Hoden selbst befallen. Da er in den Keimzellen entsteht, also jenen Zellen, die mit der Entwicklung eines männlichen Embryos langsam in den Hoden wandern, kann es passieren, dass einzelne Zellen im Bauchraum oder in der Brust «hängen bleiben» und dort zu wuchern beginnen. Dann entsteht ein extragonadaler Keimzelltumor, wie die Mediziner sagen.

Bei einem normalen Verlauf lassen sich je nach befallener Hodenzelle verschiedene Krebsarten unterscheiden: Seminome, Nichtseminome, reife Teratome und Mischtumore aus diesen drei Gruppen. In Europa und Nordamerika treten besonders häufig Seminome auf.

Woran ist Hodenkrebs zu erkennen?

Männer greifen sich ja gerne mal zwischen die Beine, um das Gemächte zu ordnen. Warum die Gelegenheit nicht gleich zur Krebsvorsorge nutzen? Lassen Sie einfach die Hoden einzeln zwischen dem Daumen und den anderen Fingern hin und her gleiten. Machen Sie das regelmäßig, entwickeln Sie schnell ein Feingefühl für Größe und Festigkeit Ihrer Hoden und ertasten Schwellungen sofort. Wem das Herumgefummel in Alltagssituationen zu peinlich ist, kann sich zu seiner guten Erziehung beglückwünschen, sollte die Prozedur aber mindestens alle zwei Monate in der Badewanne oder unter der Dusche durchziehen. Schließlich ist der so genannte Tastbefund die einzige Form der Früherkennung!

Achten Sie beim Abtasten und auch im Alltag auf folgende Symptome:

- eine Schwellung oder ein Knoten am Hoden (schmerzlos oder schmerzhaft)
- ein Schweregefühl oder ein Ziehen im Hoden
- ein Schweregefühl oder ein Ziehen in der Leiste

Ist der Hodenkrebs bereits fortgeschritten, können folgende Beschwerden auftreten:

- eine zunehmende Vergrößerung des Hodens
- Rückenschmerzen (durch Vergrößerung der Lymphknoten im Bauchraum)
- eine Vergrößerung der Brustdrüsen (unter Umständen schmerzhaft)

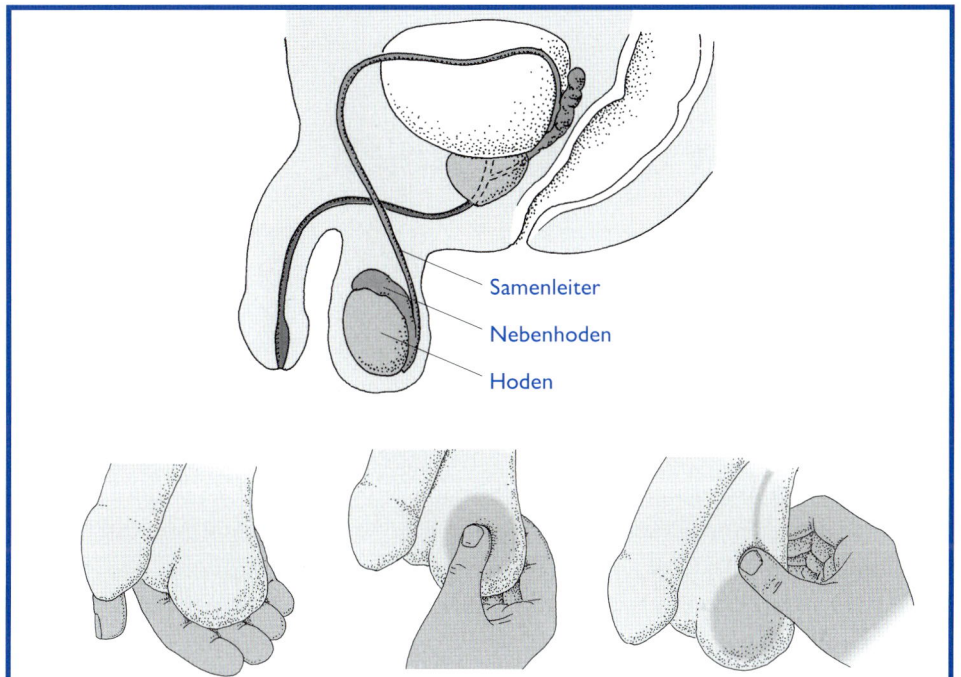

Samenleiter
Nebenhoden
Hoden

Wie man seine Hoden selbst untersucht

Sie sollten diese drei einfachen Schritte wenigstens einmal im Monat durchführen. Der beste Zeitpunkt ist beim Baden oder unter der warmen Dusche, da sich der Hodensack dann entspannt.

1. Nehmen Sie den Hodensack in die Hand und machen Sie sich mit Größe und Gewicht der beiden Hoden vertraut.

2. Untersuchen Sie jeden Hoden, indem Sie ihn zwischen Ihren Fingern und Ihrem Daumen rollen. Üben Sie dabei leichten Druck aus, um nach Knoten, Schwellungen oder Veränderungen der Festigkeit zu tasten.

3. Auf beiden Hoden sitzen die Nebenhoden, die die Spermien zum Penis transportieren, also keine Sorge, wenn Sie diese entdecken – das ist normal.

Treten diese oder ähnliche Symptome auf, sollten Männer so schnell wie möglich zum Urologen gehen. Der tastet die Hoden noch einmal ab, untersucht sie per Ultraschall und entnimmt Blut, um nach den so genannten Tumormarkern zu fahnden. Tumormarker sind spezielle Enzyme, deren Anteil im Blut bei einer Erkrankung deutlich steigt. In den meisten Fällen reichen diese Tests aus, um eine Diagnose zu stellen. Selten sind Röntgenaufnahmen vom Bauch oder von der Lunge nötig.

Hodenkrebs ist nicht gleich Hodenkrebs

Anhand der Untersuchungsergebnisse lässt sich Hodenkrebs, vereinfacht gesagt, in drei Stadien einteilen. Art, Umfang und Dauer der Therapie hängen von dieser Einteilung ab:

- Im frühesten Stadium ist nur der Hoden selbst befallen.
- Im weiter fortgeschrittenen Stadium sind die Krebszellen schon in die Lymphknoten des unteren Bauchraumes vorgedrungen. Andere Körperorgane sind noch «clean».
- Ist der Krebs voll entwickelt, haben sich auch in anderen Organen bereits Metastasen gebildet, und zwar typischerweise in Lunge, Leber, Gehirn und Knochen.

Ein Grund zur Resignation ist aber selbst das Endstadium nicht. Hodenkrebs ist heilbar – in gut 97 Prozent der Fälle!

So wird Hodenkrebs behandelt

Männer, die vermutlich erkrankt sind, müssen «auf den Tisch», wie es im Jargon der Chirurgen heißt. Während der OP – meist in der Klinik und unter Vollnarkose – wird ein Hoden freigelegt. Dann entnimmt der Chirurg eine Gewebeprobe und untersucht sie unter dem Mikroskop. Wenn er Krebszellen erkennen kann, amputiert er den Hoden (Orchiektomie) und schickt ihn zur weiteren Begutachtung ins

Labor. Dort lässt sich genauer bestimmen, welche Krebsart vorliegt und in welchem Stadium sie sich befindet. Der Hoden geht bei dieser Prozedur naturgemäß auf Nimmerwiedersehen verloren, ein gutes Stück Mann landet im Sondermüll.

Das klingt schockierender, als es eigentlich ist. Denn die Männlichkeit nimmt keinen Schaden, wenn ein Hoden fehlt. Fortpflanzungsfähigkeit, Erektionsvermögen und sexuelle Lust bleiben in vollem Umfang erhalten. «Es ist ein Luxus der Natur, dass wir zwei Hoden haben», sagt Professor Schmoll. «Denn einer reicht völlig aus, um die Samen- und Testosteronproduktion aufrechtzuerhalten. Der andere bildet im Normalzustand eine Art Reserve.»

Man(n) kann den Verlust nicht nur verschmerzen, sondern sogar sehr elegant vertuschen. Die Patienten haben die Möglichkeit, sich eine Hodenplastik einsetzen zu lassen, ein künstliches «Ei», das genauso groß und knautschig ist wie das alte. Wenn der Krebs also frühzeitig und erfolgreich behandelt wird, bleibt im Bett und anderswo alles beim Alten. Diese Nachricht ist für Betroffene extrem wichtig, denn es sind Fälle bekannt, in denen Männer nach der Diagnose einen Herzinfarkt bekamen, weil sie dachten, sie müssten den Rest ihrer Tage als Menschen ohne funktionierenden Unterleib verbringen.

Im Einzelnen umfasst die Therapie folgende Schritte:

- Zunächst wird bei der Operation der Hoden entfernt. Da weitere Behandlungsschritte die Fruchtbarkeit des Mannes vorübergehend schädigen können, betreiben moderne Krebsspezialisten Vorsorge: «Wir ermuntern Männer standardmäßig dazu, vor der Operation eine Samenspende abzugeben», sagt Professor Schmoll. Mit dieser Rücklage lassen sich auch im schlimmsten Fall noch ganze Fußballmannschaften produzieren.
- War der Tumor örtlich begrenzt, ist nach der OP Ruhe: 80 Prozent der Seminom- und 50 Prozent der Nicht-Seminom-Patienten sind vollständig geheilt. Wenn keine weiteren Metastasen erkennbar sind, ist auch keine weitere Therapie erforderlich.
- Verfügt ein Tumor bereits über eigene Blutgefäße und droht, in andere Organe zu streuen, ist eine Chemotherapie fällig. Hat er schon gestreut, kommt die Chemotherapie erst recht zum Einsatz. Die Nebenwirkungen der Chemotherapie hängen von der Dauer und den eingesetzten Medikamenten ab. Unter Umständen lässt die Produktion von Blutzellen im Knochenmark nach. Fehlen vor allem weiße Blutkörperchen (die so genannte Polizei des Körpers), ist der Betroffene sehr anfällig für Infektionen. Andere Nebenwirkungen wie Hörschäden, Taubheitsgefühle in Händen und Füßen, Geschmacksstörungen, Hautveränderungen sowie eine Beein-

trächtigung der Lungenfunktion können – müssen aber nicht – vorkommen. Sicher ist nur, dass aufgrund der Chemotherapie die Haare ausfallen, sie wachsen aber auch wieder nach. «Zirka 90 Prozent der Männer, die eine Chemotherapie bekamen, sind danach geheilt», resümiert Professor Schmoll.

- Sind nach der Chemotherapie noch Tumorreste oder Metastasen übrig (was in wenigen Fällen vorkommt), wird eine zweite Operation angesetzt. Dabei schält der Chirurg das kranke Gewebe aus.
- Eine Strahlentherapie wird nur noch sehr selten durchgeführt, wenn überhaupt, dann als Alternative zur Chemotherapie wegen eines Seminoms.
- Das Seminom, die häufigste Hodenkrebsart, lässt sich mit den heute etablierten Therapien in fast 100 Prozent der Fälle besiegen. Wichtig ist nur, dass Sie einen kompetenten, erfahrenen Arzt finden. Die wichtigsten deutschen Experten und Behandlungszentren finden Sie im Internet unter www.hodenkrebs.de. Dort gibt es auch weitere Informationen rund um die Erkrankung.

Therapie im Rahmen einer klinischen Studie

Wer will sich schon gerne als Versuchskaninchen hergeben? Niemand. Trotzdem sollten Männer mit Hodenkrebs versuchen, sich im Rahmen einer klinischen Studie behandeln zu lassen. Der Grund: Die Heilungschancen von Teilnehmern sind besser als die von Nicht-Teilnehmern.

In den Studien geht es meist darum, die bereits etablierten Therapien zu überprüfen und zu verbessern. Und das bedeutet in der Praxis, dass die Betroffenen viel aufmerksamer und engmaschiger kontrolliert werden als üblich. Fragen Sie also Ihren Arzt, an welcher Studie Sie teilnehmen können. Sie tun damit nicht nur der Allgemeinheit, sondern auch sich selbst einen Gefallen.

Die Jahre danach

Was passiert nach der Behandlung? Die meisten Männer führen wieder ein ganz normales Leben, gehen zur Arbeit, schlafen mit ihren Partnerinnen und onanieren je nach Lust und Laune. Die Zeugungsfähigkeit ist normalerweise nur vorübergehend eingeschränkt, wer will, kann also auch nach einem überstandenen Hodenkrebs noch ganze Dynastien gründen. «Nur sehr wenige Patienten leiden unter lang anhaltenden Ängsten, ihre Männlichkeit sei gestört oder sie könnten wieder an Krebs erkranken», bilanziert Professor Schmoll. Die meisten Männer überwinden den Krebs psychisch sehr gut. «Das hängt vermutlich mit dem Alter zusammen, denn die Patienten sind noch verhältnismäßig jung und wollen sich das Leben nicht vermiesen lassen», so der Experte.

Nachsorgeuntersuchungen sind in den ersten zwei Jahren alle drei Monate fällig, danach alle halbe Jahr, ab dem fünften Jahr einmal jährlich. Rückfälle kommen selten vor und sind zudem ebenfalls gut heilbar.

Es klingt zynisch, ist aber so: Wer Hodenkrebs bekommt, hat Glück im Unglück. Denn anders als viele andere Krebspatienten haben Betroffene gute Chancen, die Krankheit vollständig zu besiegen und hinter sich zu lassen. Dass dabei ein Hoden auf der Strecke bleibt, interessiert irgendwann niemanden mehr. «In der Öffentlichkeit steht Krebs für Tod», sagt Professor Schmoll. «Aber im Fall von Hodenkrebs stimmt diese Gleichung zum Glück nicht.»

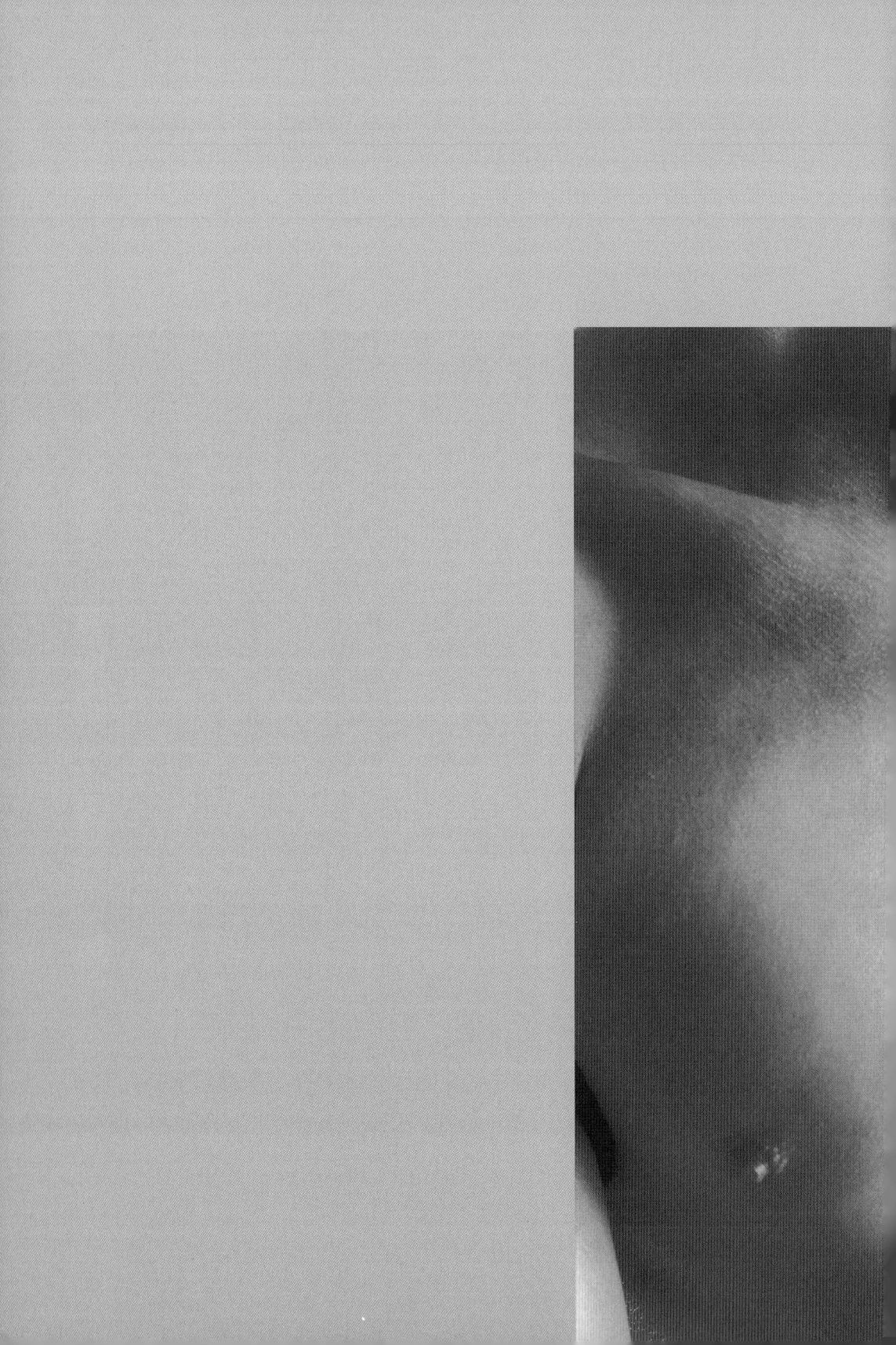

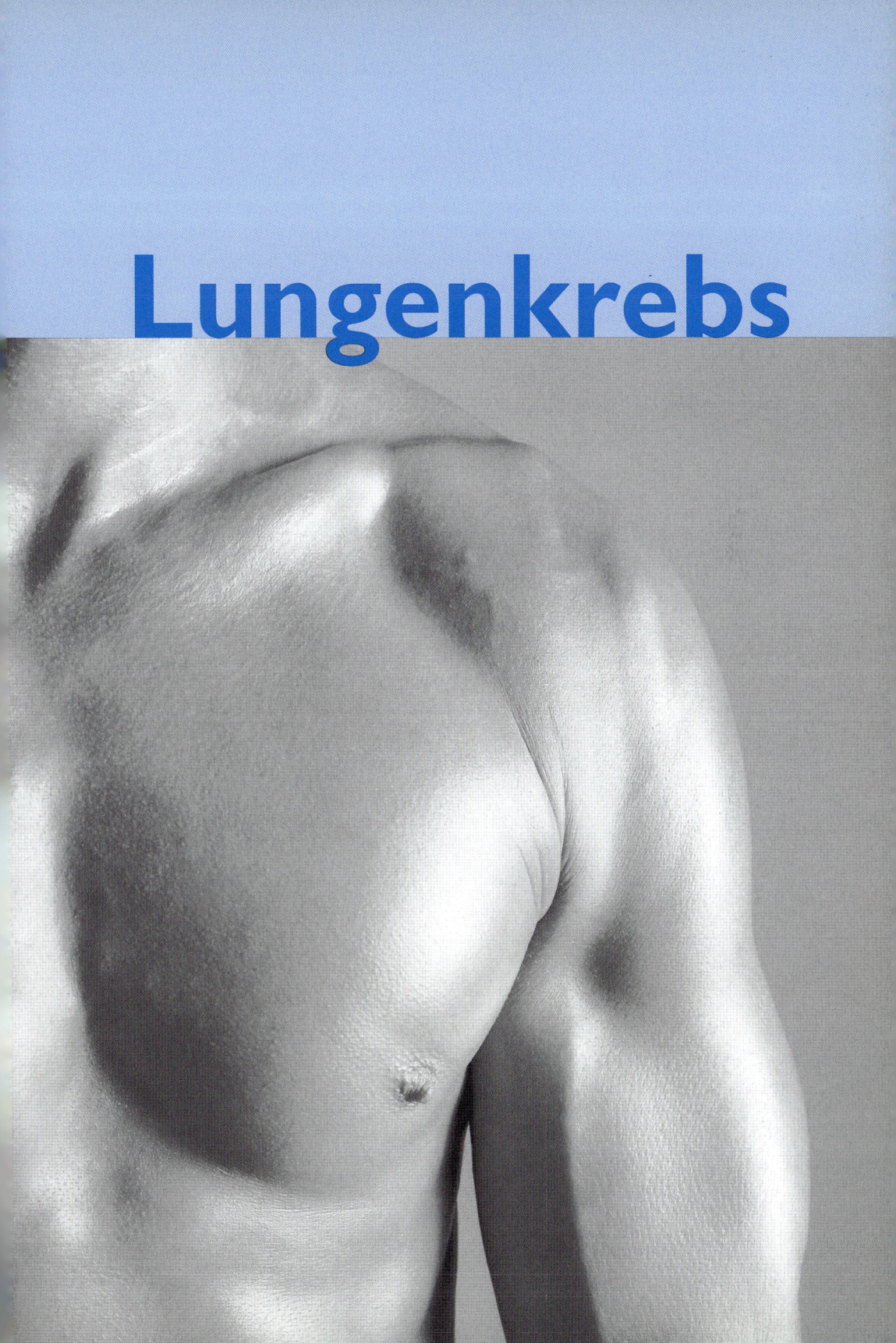

Lungenkrebs

Denn sie wissen nicht, was sie tun

Rauchen Sie gerade? Dann drücken Sie ganz schnell die Zigarette aus und atmen Sie tief durch – Ihr Gehirn könnte nämlich etwas mehr Sauerstoff benötigen, um die folgende Nachricht zu verarbeiten: «Es gibt fast 40 000 Lungenkrebstote pro Jahr in Deutschland», sagt Dr. Karl-Matthias Deppermann, Oberarzt des Fachkrankenhauses für Lungenheilkunde und Thoraxchirurgie in Berlin-Buch. «Das ist so viel, als würde jeden Tag ein Flugzeug mit mehr als 100 Passagieren abstürzen. Und 90 Prozent der Toten sind ehemalige Raucher.»

Lungenkrebs, von Ärzten oft auch Bronchialkarzinom genannt, ist nach dem Prostatakrebs die zweithäufigste Krebserkrankung von Männern in Deutschland. Meist erwischt es sie genau dann, wenn sie endlich dem Berufsstress entronnen sind und mal in aller Ruhe um die Welt reisen wollen, also zwischen dem 55. und 70. Lebensjahr. Die Grundsteine für die Erkrankung werden jedoch viel früher gelegt.

Die Ursachen für Lungenkrebs

Natürlich gibt es viele Faktoren, die die Entwicklung von Lungenkrebs begünstigen. Aber machen wir uns nichts vor: Rauchen ist nach wie vor die größte Gefahr. Immerhin enthält der Rauch über 100 Substanzen, die das Lungengewebe und die Schleimhäute schädigen. «Viele wissen nicht, dass das Rauchen auch die genetische Information der Lungenzellen verändert», erklärt Dr. Deppermann. «Und dieser Prozess ist nicht mehr rückgängig zu machen. Das heißt: Mit jedem Zug können genetisch veränderte Zellen entstehen, aus denen irgendwann der Krebs hervorbricht.»

Die Konsequenz: Im Vergleich zu Nichtrauchern haben langjährige Raucher ein bis zu 30fach höheres Erkrankungsrisiko. Bei Pfeifen- und Zigarrenrauchern sehen die Zahlen etwas besser aus, aber eben auch nur etwas. Selbst Passivraucher kommen nicht ungeschoren davon: Sie haben ein 1,4fach erhöhtes Risiko, ein Bronchialkarzinom zu entwickeln.

Soweit die Fakten zum Erkrankungsrisiko. Die Fakten zum Verlauf der Krankheit sind noch unangenehmer, schließlich endet der Lungenkrebs meist tödlich. Nach einer Studie des englischen Imperial Cancer Research Funds in England sterben 16 Prozent aller Raucher bis zu ihrem 75. Lebensjahr an Lungenkrebs, unter den Nichtrauchern sind es nicht einmal 0,5 Prozent. Der Volksmund nennt die Zigarette nicht umsonst «Sargnagel».

Nicht nur Rauchen löst Lungenkrebs aus

Neben dem Rauch gibt es auch andere Substanzen, die Lungenkrebs auslösen können. «Heute ist die Verarbeitung von Asbest in Deutschland verboten», sagt Dr. Deppermann. «Aber früher war sie das nicht. Lungenkrebs ist bei Nachweis der Einwirkung einer sich anhäufenden Asbest-Faserstaub-Dosis am Arbeitsplatz von mindestens 25 Jahren als Berufserkrankung anerkannt.» Auch Arsen, Chrom, Nickel, aromatische Kohlenwasserstoffe, Radon und Dieselruß stehen im Verdacht, Lungenkrebs zu verursachen.

Andere Risikofaktoren sind Narben in der Lunge (zum Beispiel nach einer Tuberkulose), und auch die genetische Veranlagung spielt eine Rolle. Menschen, deren Eltern bereits an Lungenkrebs erkrankt sind, haben ein dreifach höheres Risiko, eines Tages selbst an die Reihe zu kommen. Last, but not least gibt es auch ernst zu nehmende Hinweise, dass die Ernährung eine Rolle spielt. Frucht- und Gemüseverächter sind demnach deutlich stärker gefährdet.

Die Hitliste der Risikofaktoren für Lungenkrebs

1. Rauchen
2. Asbeststaub (Bremsbeläge, Feuerschutzisolation etc.)
3. Arsenverbindungen
4. Chrom-VI-Verbindungen (Verunreinigung in Zement, Galvanik)
5. Nickel (Modeschmuck)
6. Polyzyklische aromatische Kohlenwasserstoffe (zum Beispiel das Benzol im Benzin)
7. Dieselruß
8. Radioaktive Stoffe

Wie lässt sich Lungenkrebs möglichst früh erkennen?

Gar nicht! «Die Lunge ist groß, und kleine Tumore darin machen sich zunächst nicht bemerkbar», sagt Dr. Deppermann. Und selbst wenn man gelegentlich unter Husten, Atemnot und Brustschmerzen leidet – wer würde gleich den Teufel an die Wand malen und an Lungenkrebs denken? Erst im fortgeschrittenen Stadium sind die Symptome eindeutig: starker Gewichtsverlust, blutiger Husten, Atemnot, möglicherweise auch Fieber. Dann ist der Betroffene aber oft nicht mehr zu retten, weder durch Operationen noch durch Chemotherapie, weil sich der Krebs schon zu weit entwickelt hat. «Etwa ein Drittel wird im Frühstadium erkannt, ein Drittel der Patienten hat einen örtlich fortgeschrittenen Tumor, beim restlichen Drittel haben sich bereits Metastasen gebildet», bilanziert Dr. Deppermann.

Nicht mit dem Lungenkrebs zu verwechseln sind Metastasen, die sich in der Lunge aufgrund anderer Krebserkrankungen gebildet haben. Bei Menschen mit Knochenkrebs ist das z. B. häufig der Fall, die Therapie zielt dann auf das grundsätzliche Problem (die Knochen) und nicht in erster Linie auf die Lunge.

Wie wird die Diagnose gestellt?

Weil es im Frühstadium keine verlässlichen Symptome gibt, entdecken die Ärzte den Lungenkrebs meist zufällig, zum Beispiel bei einer Röntgenuntersuchung, die wegen einer ganz anderen Erkrankung angesetzt wurde. Sobald der Verdacht besteht, sind zahlreiche weitere Untersuchungen fällig:

- Computertomographie des Brustkorbs: eine wichtige Untersuchung, um auszumachen, wo genau der Tumor in der Lunge liegt, wie groß er ist, wie weit er sich ausgebreitet hat und ob möglicherweise bereits ein Lymphknotenbefall vorliegt.
- Computertomographie des Kopfes: Häufig bildet der Lungenkrebs Metastasen im Gehirn. Sie können mit Hilfe dieses Verfahrens sichtbar gemacht werden.
- Magnetresonanztomographie: Mit der Magnetresonanztherapie (oft nur als Kernspintomographie bekannt) lassen sich Metastasen aufspüren, die im «Schatten» von Knochen liegen und deshalb mit anderen Methoden nur schwer erkennbar sind.

- Ultraschallaufnahme des Bauchraums: Dabei wird klar, ob sich bereits Metastasen in der Leber gebildet haben.
- Knochen-Szintigraphie: Mit Hilfe von radioaktiven Substanzen lässt sich feststellen, ob die Knochen mit Metastasen besiedelt sind.
- Positronen-Emissions-Tomographie (PET): Diese Untersuchung kann Tumoransiedlungen nachweisen, wird aber aufgrund der hohen Kosten nicht häufig angewandt.

Um die Diagnose zu erhärten, entnimmt der Arzt außerdem eine Gewebeprobe. Dazu benutzt er ein Endoskop, das an der Spitze mit einer kleinen Zange versehen ist. Das Gewebe wird anschließend unter dem Mikroskop untersucht. Grundsätzlich lassen sich die Bronchialkarzinome in zwei große Gruppen unterteilen:

Der kleinzellige Typ

Er macht 20 bis 25 Prozent aller Lungenkrebse aus und ist kaum zu heilen, weil die Krebszellen schnell wachsen und früh Tochtergeschwülste in andere Organe streuen, zum Beispiel in Leber, Knochen oder Gehirn, wo sie Übelkeit, Kopfschmerzen, Sehstörungen, Gleichgewichtsstörungen und Lähmungen hervorrufen.

Der nichtkleinzellige Typ

Die Mehrzahl der Lungenkrebse gehört zu diesem Typ, der sich weiter unterteilt in so genannte Plattenepithelkarzinome (40 bis 50 Prozent aller Lungenkrebse), Adenokarzinome (10 bis 15 Prozent, dies ist die häufigste Krebsform bei Nichtrauchern) und großzellige Bronchialkarzinome (5 bis 10 Prozent).

Dieser Kategorisierung folgt eine weitere Unterteilung in verschiedene Subtypen und Entwicklungsstadien – schließlich muss der Krebs so genau wie möglich definiert werden, um die Behandlung optimal auf ihn abzustimmen.

Wie sieht die Therapie aus?

Die Therapie ist aufgrund der vielen Subtypen sehr nuanciert und individuell, es gibt aber prinzipielle Unterschiede in der Behandlung von kleinzelligen und nichtkleinzelligen Karzinomen.

Behandlung des kleinzelligen Typs

Kleinzellige Lungenkrebse sind meist nicht operabel, reagieren aber besonders empfindlich auf Chemo- und Strahlentherapie. Die Ärzte kombinieren oft beide Therapien, um auch Metastasen in anderen Organen zu zerstören. Besonders wichtig ist das zum Beispiel, wenn die Metastasen in den Lymphknoten schon so intensiv auf die Lunge drücken, dass der Betroffene unter starker Atemnot leidet. Allen Anstrengungen zum Trotz setzt sich der Krebs aber in der Regel durch – die Krankheit lässt sich nur wenige Monate aufhalten.

Behandlung des nichtkleinzelligen Typs

Wenn der Krebs noch nicht gestreut hat, entfernt der Chirurg den Tumor in einer Operation. Sind bereits andere Organe mit Metastasen belastet, liegt ein großer, nicht operabler Krebs vor. Die Ärzte versuchen dann, die Entwicklung mit einer Kombination aus Chemo- und Strahlentherapie zu stoppen.

Und die Überlebenschancen?

Lungenkrebs ist nicht nur eine bösartige, sondern auch eine heimtückische Erkrankung, entsprechend niedrig sind die Überlebenschancen. Nur 20 Prozent der nichtkleinzelligen Lungenkrebse lassen sich operieren, die Prognose fällt bei diesen Patienten etwas günstiger aus, bleibt aber insgesamt schlecht. Von den Operierten leben nach fünf Jahren nur noch 30 bis 70 Prozent, von den Nichtoperierten deutlich weniger. Haben sich bereits Metastasen in anderen Organen gebildet oder liegt ein kleinzelliger Lungenkrebs vor, sind die Perspektiven miserabel: Die durchschnittliche Überlebenszeit beträgt sechs bis zehn Monate. «Wer die Diagnose hat, sollte sich mit dem Tod beschäftigen, statt ihn zu verdrängen», sagt Ernst Bergemann von der bundesweit einzigen Selbsthilfegruppe (www.selbsthilfe-lungenkrebs.net). «Viele große Kulturleistungen – etwa Mozarts Requiem – sind durch die Auseinandersetzung mit dem Tod entstanden. Lungenkrebs ist auch eine Chance, dies neu zu lernen.»

Vorbeugung – Adieu, Zigarette!

Bislang waren allgemeine Gesundheitsvorsorge, Nichtrauchen und die Vermeidung krebserregender Substanzen die einzige Vorbeugung gegen die Krankheit. Seit ein paar Jahren aber läuft weltweit an ausgesuchten Kliniken eine Studie zu einem Impfstoff, der einen Rückfall bei kleinzelligem Lungenkrebs verhindern soll. Das Präparat mit dem Namen BEC 2 wird gewonnen, indem man Mäusen menschliche Zellen des kleinzelligen Lungenkrebses spritzt. Die Mäuse bilden Antikörper gegen den Krebs, die die Forscher dann entnehmen, im Labor aufbereiten und dem Betroffenen verabreichen. Offenkundig helfen die Antikörper, das menschliche Immunsystem zu stimulieren und den Krebs zu bekämpfen. Ob Krankenhäuser dieses Verfahren bald serienmäßig anbieten und ob sich daraus eine Art Impfstoff entwickeln lässt – noch ist es zu früh, um eine Vorhersage zu wagen. «Derzeit werden über 100 Substanzen mit biologischen Wirkprinzipien erforscht», fasst Dr. Deppermann zusammen. «Diese Substanzen werden mit Hilfe der molekularbiologischen Technik gewonnen und können jeweils bestimmte Eigenschaften der Tumorzellen blockieren. Aber keine einzige Therapie ist bislang routinemäßig einsetzbar.»

Sicher ist nur, dass jeder, der sich wirksam vor Lungenkrebs schützen will, die Finger von Zigaretten lassen sollte. Es gibt heute viele Methoden, sich das Rauchen abzugewöhnen – und ganz sicher ist auch eine für Sie dabei! Tun Sie sich einen Gefallen und fassen Sie noch heute den Entschluss, dem Qualm endgültig abzuschwören.

Nach Ansicht von Dr. Deppermann, der selber lange Jahre geraucht hat, sollte aber auch die Politik eingreifen. «Die Bundesregierung müsste das Rauchen verhindern und ein absolutes Rauchverbot in öffentlichen Gebäuden, Parks, Plätzen, Restaurants und Bars durchsetzen. So wie in den USA – dort rauchen 25 Prozent der Erwachsenen, in Deutschland sind es noch 50 Prozent. Außerdem kann die Tabaksteuer gar nicht genug steigen. Es ist geradezu absurd, dass jede Regierung über die hohen Gesundheitskosten stöhnt, aber nichts gegen das Rauchen unternehmen will.»

Rauchen macht Spaß – das räumt Dr. Deppermann freimütig ein. Aus den Konsequenzen macht er allerdings auch keinen Hehl. «Ich erkläre das meinen Patienten immer so: Stellen Sie sich vor, sie würden 20-mal am Tag mit dem Hammer auf Ihren linken Daumen schlagen. Und dann nach 20 Jahren nachschauen, zu was er noch zu gebrauchen ist. Was, glauben Sie, wäre das Resultat?»

Die erfolgreichsten Wege zum Nichtraucher

Sie wollen Nichtraucher werden? So geht's:

Nikotinpflaster

Wer nur schwer von den Glimmstängeln loskommt, kann sich Nikotinpflaster auf den Oberarm kleben. Das Pflaster gibt den Suchtstoff gleichmäßig an den Körper ab und verhindert so Entzugserscheinungen. In Relation zum bisherigen Zigarettenkonsum steigt man alle zwei bis vier Wochen auf ein Pflaster mit einer geringeren Nikotindosis um und entwöhnt den Körper damit langsam. Der Erfolg nach drei Monaten: Rund jeder siebte Raucher kann ohne Zigaretten und Pflaster leben.

Nikotinkaugummi

Der Nikotinkaugummi folgt demselben Prinzip wie das Pflaster. Nur der Transportweg ist anders, denn hierbei gelangt das Nikotin über die Mundschleimhäute in den Körper. Die Methode hat den Nachteil, dass Rauchen immer noch mehr Spaß bringt als Kauen. Außerdem kommt es nicht überall gut an, wenn man laufend vor sich hin schmatzt. Trotzdem ist der Erfolg beachtlich: Etwa zwölf Prozent geben den Glimmstängel auf.

Verhaltenstraining

In Gesellschaft und nach dem Essen macht das Qualmen richtig Laune. Dieser psychologische Kick erschwert die Entwöhnung beträchtlich, da sich viele schöne Momente ohne Zigarette kaum denken lassen. Wer will, kann sich daher in speziellen Kursen Ablenkungs- und Entspannungstechniken aneignen, mit denen die kritischen Augenblicke wirkungsvoll überbrückt werden können. Um damit erfolgreich zu sein, brauchen Sie jedoch einen langen Atem: Jeder siebte Aspirant bleibt erst nach einem Jahr des kontinuierlichen Trainings auch ohne weitere Hilfsmittel Nichtraucher.

Die Kombi-Methode

Doppelt hält besser: Nikotinpflaster und Verhaltenstraining in Kombination sind zwar aufwendig und teuer, langfristig ist diese Methode jedoch am erfolgreichsten. Stimmt die Motivation, endlich mit dem Gequarze aufzuhören, gewinnt jeder Zweite den Kampf endgültig.

Akupunktur

Wer nicht den festen Willen hat, das Rauchen zu lassen, den werden auch die chinesischen Nadeln nicht bestechen können. Bei den Hochmotivierten schaffen es aber rund 25 Prozent mit Hilfe der Akupunktur (vielleicht deshalb, weil sie an die Wirkung glauben). Bei hartnäckigen Fällen empfiehlt es sich, diese Methode mit anderen Behandlungen wie Verhaltenstraining und Nikotinpflaster zu kombinieren.

Hypnose

Unter Hypnose lässt sich ein Psychotrick anwenden – der Arzt oder Psychologe verknüpft den Gedanken an eine brennende Zigarette im Unterbewusstsein mit einem unangenehmen Gefühl – zum Beispiel Übelkeit. Besonders zu Anfang einer Hypnosetherapie ist der Erfolg oft überwältigend. Wer jedoch auf lange Sicht tabakfrei leben will, dem empfehlen Psychologen zusätzlich eine Gesprächstherapie. Das Ziel dabei: Das Verhalten ändern und die Zugriffreflexe durchbrechen.

Die Punkt-und-Schluss-Methode

Warum nicht einfach aufhören, allein kraft des eigenen Willens, von heute auf morgen? Ohne weitere Hilfen schaffen das nur drei von 100 Rauchern. Steht ein Arzt mit dem drohenden Zeigefinger dahinter, klettert die Erfolgsquote immerhin auf das Doppelte. Das mag auf den ersten Blick wenig erscheinen, doch über 80 Prozent aller Exraucher haben ihre Sucht mit dieser Methode endgültig bezwungen. Der Trick dabei ist so simpel wie die Methode selbst: einfach häufiger mal versuchen.

Hilfe durch Medikamente

Bupropionhydrochlorid heißt der Stoff, der sozusagen mit der gleichen Chemie wie das Gehirn arbeitet. Die Hersteller gehen davon aus, dass durch Nikotin zwei Stoffe im Gehirn aktiviert werden – Dopamin und Noradrenalin. Dopamin sorgt für das «angenehme Gefühl» beim Rauchen, und Noradrenalin macht munter. Die Antiraucherpille erhöht die Konzentration dieser beiden Stoffe im Gehirn und senkt so das Verlangen nach einer Zigarette. Laut Angaben der Hersteller schaffen es bei einer Kombinationstherapie aus Bupropionhydrochlorid und Motivationsprogramm rund 30 Prozent, nach einem Jahr das Rauchen sein zu lassen.

Vorbeugung

Haben Sie Kinder? Dann können Sie etwas dafür tun, dass wenigstens die Kleinen verschont bleiben. Der gemeinnützige Verein Klasse 2000 veranstaltet bundesweit an Grundschulen Kurse, in denen ABC-Schützen lernen, sorgsam mit ihrem Körper – und speziell ihrer Lunge! – umzugehen. 5500 Klassen nehmen bereits an dem Programm teil, Kontaktadresse und weitere Informationen finden Sie im Internet unter www.klasse2000.de.

Anhang

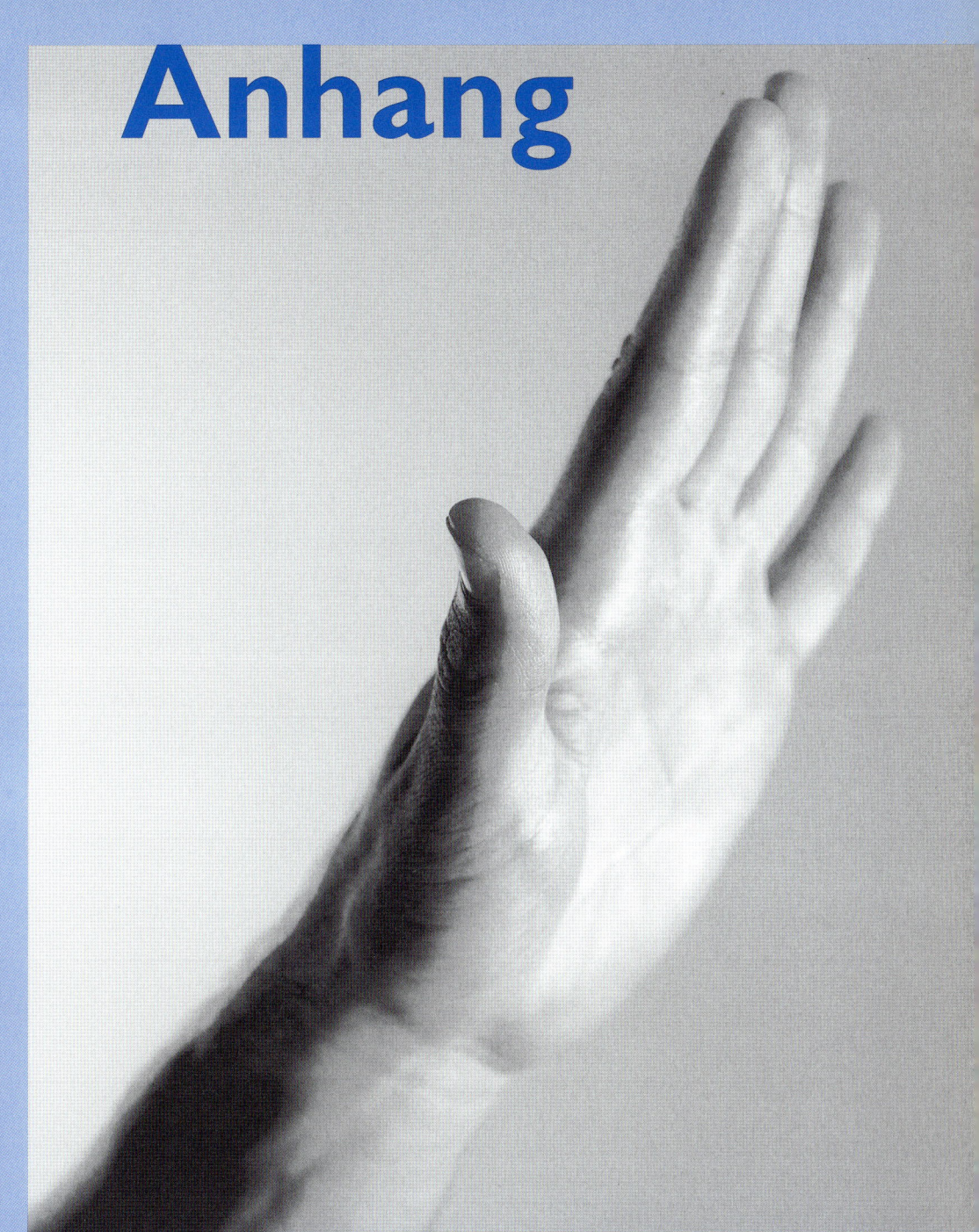

Adressen und Infos

Haarausfall

Alopecia Areata Deutschland e.V.
Postfach 100 145
47701 Krefeld
Tel.: 0 21 51-78 60 06
Fax: 0 21 51-78 60 06
Internet: www.kreisrunderhaarausfall.de

Interessante Internetseiten

www.haarsprechstunde.de
www.alopezie.de
www.haarerkrankungen.de

Buchtipps

Isabelle Gazar: Haarausfall. Was tun? Hirzel Verlag, 2002, 127 Seiten, 14,80 Euro.

Ferdinand Vennemann: Wenn die Haare ausgehen. Alles über Haarprobleme. Koch Media Verlag, 1997, 160 Seiten, 8,90 Euro.

Prostatakrebs

PSA Deutschland
Kontakt-, Informations- und Selbsthilfestelle Prostatakrebs
Am Eichwald 6
63150 Heusenstamm
Tel.: 0 61 06-42 94
Fax: 0 61 06-40 71
E-Mail: E-Z-G@t-online.de
Internet: www.prostatakrebse.de

Bundesverband Prostatakrebs Selbsthilfe e.V.
Alte Straße 4
30989 Gehrden
Tel.: 0 51 08 - 92 66 46
Fax: 0 51 08 - 92 66 47
E-Mail: info@prostatakrebs-bps.de
Internet: www.prostatakrebs-bps.de

Bundesverband der Prostata Selbsthilfe e.V.
Rittershausstraße 9 – 11
44137 Dortmund
Tel.: 02 31 - 16 37 83
Fax: 02 31 - 14 31 57
E-Mail: Prostata-Selbsthilfe@t-online.de
Internet: www.bundesverband-prostata.com

Bundesarbeitsgemeinschaft Prostatakrebs Selbsthilfe e.V.
Franzburgerstraße 1
30989 Gehrden
Tel.: 0 51 08 - 92 66 46
Fax: 0 51 08 - 92 66 47
www.prostatakrebs-bps.de

Buchtipps

Thomas Ebert, Bernd-Jürgen Schmitz-Dräger: Prostata. Diagnose und Therapie. Verlag im Kilian, 2000, 96 Seiten, 13,00 Euro.

Karl Pummer: Alles über die Prostata. Kneipp Verlag, 2002, 95 Seiten, 12,00 Euro.

Schlafstörungen

Schlafapnoe/Chronische Schlafstörungen e.V.
Kamper Weg 290
40627 Düsseldorf
Tel.: 02 11 - 27 36 70
Fax: 02 11 - 9 26 91 70
E-Mail: Schlafapnoe@t-online.de

Fachverband Schlafapnoe, Chronische Schlafstörungen im Sozialverband VdK
Wurzerstraße 4a
53175 Bonn
Tel.: 02 28-82 09 30
Fax: 02 28-8 20 93 46
E-Mail: kontakt@vdk.de
Internet: www.vdk.de

Interessante Internetseiten
www.schlafstoerungen-online.de
www.schlafschule.de

Buchtipps
Gerhard Leibold: Schlafstörungen. Ursachen, Vorbeugung, ganzheitliche Therapie. Oesch Verlag, 2001, 128 Seiten, 12 Euro.

Ute Schneider: Endlich wieder gut schlafen. Schlafen lernen, Schlafstörungen beseitigen. Naumann & Göbel Verlag, 1998, 256 Seiten, 4,95 Euro.

Schnarchen
Landesverband BW Selbsthilfegruppen Schnarchen/Schlafapnoe
Franz-Liszt-Straße 7
71069 Sindelfingen
Tel.: 0 70 31- 38 85 31
Fax: 0 70 31- 38 32 11
E-Mail: Rudi.Taugerbeck@t-online.de

Fachverband Schlafapnoe, Chronische Schlafstörungen im Sozialverband VdK
Wurzerstraße 4a
53175 Bonn
Tel.: 02 28-82 09 30
Fax: 02 28-8 20 93 46
E-Mail: kontakt@vdk.de
Internet: www.vdk.de

Interessante Internetseiten

www.schlafstoerungen-online.de

www.bsd-web.de (Bundesverband Schlafapnoe Deutschland [BSD] –
Verbund der Selbsthilfen)

Buchtipps

Ingrid Dobbertin, Lena Brax: Besser schlafen ohne Schnarchen. Trias Verlag, 1998,
128 Seiten, 11,45 Euro.

Peter Spork (Men's Health): Das Schnarchbuch. Legenden, Auslöser, Gegenmittel.
Rowohlt Taschenbuch Verlag, 2001, 154 Seiten, 8,50 Euro.

Tinnitus

Deutsche Tinnitus Liga

Charlottenstraße 79 – 80

10117 Berlin

Tel.: 0 30-20 18 83 16

Fax: 0 30-20 18 83 33

E-Mail: dtl@tinnitus-liga.de

Internet: www.tinnitus-liga.de

Selbsthilfegruppe für Hörgeschädigte und Tinnitusbetroffene

Hauffstraße 3

87437 Kempten

Tel.: 08 31-6 83 83

Fax: 08 31-5 20 46 22

E-Mail: hannira@t-online-de

Interessante Internetseiten

www.tinnitus.de

Buchtipps

Michele Markus, Alexander Hoffmann: SOS aus dem Innenohr. Hilfe bei Tinnitus.
Ehrenwirth Verlag, 1999, 133 Seiten, 9,95 Euro.

Lutz Michael Schäfer, Michael D. F. Schmidt: Tinnitus-Retraining. Wie Sie Lebensqualität zurückgewinnen. Herder Verlag, 2001, 128 Seiten, 8,50 Euro.

Richard Hallam: Leben mit Tinnitus. Rowohlt Taschenbuch Verlag, 2003, 176 Seiten, 8,90 Euro (empfohlen von der Deutschen Tinnitus-Liga).

Impotenz

ISG – Informationszentrum für Sexualität und Gesundheit e.V.
Universitätsklinikum Freiburg
Hugstetter Straße 55
79106 Freiburg
Tel.: 01 80-5 55 84 84
Fax: 01 80-2 70 27 45
E-Mail: info@isg-info.org
Internet: www.isg-info.de

Interessante Internetseiten
www.impotenz-selbsthilfe.de

Buchtipps
Rasso Knoller, Bernd Mai: Männersorgen im Klartext. Tipps bei Pannen mit der Potenz. Der Ratgeberverlag, 1997, 9,90 Euro.

Hartmut Porst: Die gekaufte Potenz. Viagra, Sex, Lifestylemedizin. Steinkopff Verlag, 1998, 182 Seiten, 13,95 Euro.

Herzinfarkt

Deutsche Herzstiftung e.V.
Vogtstraße 50
60322 Frankfurt am Main
Tel.: 0 69-9 55 12 80
Fax: 0 69-9 55 12 83 13
E-Mail: info@herzstiftung.de
Internet: www.herzstiftung.de

Deutsche Herz-Kreislauf-Hilfe e.V.
Mittelfeld 5
66851 Queidersbach
Tel.: 0 63 71-17 99 97
Fax: 0 63 71-6 05 03

Deutsche Herzhilfe e.V.
Bundesgeschäftsstelle
Weißhausstraße 21
50939 Köln
Tel.: 02 21- 41 08 12
Internet: www.deutsche-herzhilfe.de

Förderkreis Herz- und Kreislaufhilfe e.V.
Josef-Lutz-Weg 15
81371 München
Tel.: 0 89-7 23 53 33

Deutsche Gesellschaft für Prävention und Rehabilitation von Herz-Kreislauf-
Erkrankungen e.V. (DGPR)
Friedrich-Ebert-Straße 38
56058 Koblenz
Tel.: 02 61-30 92 31
Internet: www.dgpr.de

Hochdruckliga
Deutsche Liga zur Bekämpfung des hohen Blutdrucks e.V.
Deutsche Hypertoniegesellschaft
Berliner Straße 46
69120 Heidelberg
Tel.: 0 62 21- 41 17 74
Fax: 0 62 21- 40 22 74
Internet: www.paritaet.org/hochdruckliga

Herz-Kreislauf-Telefon
Tel.: 0 62 21- 41 17 71

Buchtipps

Max Otto Bruker: Herzinfarkt, Herz-, Gefäß- und Kreislaufkrankheiten. Ursachen, Verhütung, Behandlung. emu Verlag, 184 Seiten, 12,00 Euro.

Martin Middeke: Herzinfarkt. Was Sie jetzt wissen sollten. Trias Verlag, 2002, 173 Seiten, 12,97 Euro.

Stress

Verein gegen psychosozialen Stress und Mobbing
Kemmelweg 10
65191 Wiesbaden
Tel.: 0611-541737
Fax: 0611-9570381
Internet: www.vpsm.de

Buchtipps

Reinhard Tausch: Hilfen bei Stress und Belastung. Was wir für unsere Gesundheit tun können. Rowohlt Taschenbuch Verlag, 2000, 384 Seiten, 9,90 Euro.

Axel Koch, Stefan Kühn: Ausgepowert? Hilfen bei Burnouts, Stress, innerer Kündigung. Gabal Verlag, 2000, 117 Seiten, 15,90 Euro.

Leberkrankheiten

Deutsche Leberhilfe e.V.
Luxemburger Straße 150
50937 Köln
Tel.: 0221-2829980
Fax: 0221-2829981
E-Mail: info@leberhilfe.org

Deutsche Gesellschaft zur Bekämpfung der Krankheiten von Magen, Darm, Leber und Stoffwechsel sowie von Störungen der Ernährung (Gastro-Liga) e.V.
Friedrich-List-Straße 13
35398 Gießen
Tel.: 0641-974810
Fax: 0641-9748118
E-Mail: info@gastro-liga.de
Internet: www.gastro-liga.de

Interessante Internetseiten
www.proleber.de

Buchtipp
Heinrich Liehr, Wilhelm Brühl: Leber, Galle, Bauchspeicheldrüse. Wirksame Hilfe bei Beschwerden. Karl F. Haug Fachbuchverlag, 2002, 187 Seiten, 14,95 Euro.

Vorzeitiger Samenerguss
ISG – Informationszentrum für Sexualität und Gesundheit e.V.
Universitätsklinikum Freiburg
Hugstetter Straße 55
79106 Freiburg
Tel.: 0180-5558484
Fax: 0180-2702745
E-Mail: info@isg-info.org
Internet: www.isg-info.de

Buchtipps
Maria Schäfgen: Kommen Sie doch, wann Sie wollen … Verlag Homöopathie + Symbol, 2000, 18,00 Euro.

Michael J. Pfreunder: Schon wieder zu früh …? Das 3-Stufen-Programm zur Beseitigung von vorzeitigem Samenerguss. Integrative Weiterbildung, 2002, 25,46 Euro.

Hodenkrebs

Deutsche Krebsgesellschaft e.V.

Informations- und Beratungsservice – Psychosoziale Krebsberatungsstelle

Hanauer Landstraße 194

60314 Frankfurt am Main

Tel.: 0 69-6 30 09 60

Fax: 0 69-63 00 96 66

E-Mail: service@krebsgesellschaft.de

Internet: www.krebsgesellschaft.de

Interessante Internetseiten

www.hodenkrebs.de

www.inkanet.de

Buchtipps

Joachim Hartlapp, Peter Albers, Elke Freudenberg: Hodenkrebs. Weingärtner Verlag, 1999, 12,70 Euro.

Theodor Klotz: Rat und Hilfe Hodenkrebs. Cuvillier Verlag, 2001, 5,00 Euro.

Lungenkrebs

Psychosoziale Krebsberatungsstelle Deutsche Krebsgesellschaft e.V.

Hanauer Landstraße 194

60314 Frankfurt am Main

Tel.: 0 69-6 30 09 60

Fax: 0 69-63 00 96 66

E-Mail: service@krebsgesellschaft.de

Internet: www.krebsgesellschaft.de

Deutsches Krebsforschungszentrum – Krebsinformationsdienst (KID)

Im Neuenheimer Feld 280

69120 Heidelberg

Tel.: 0 62 21- 41 01 21

Fax: 0 62 21- 40 18 06

E-Mail: krebsinformation@dkfz.de

Internet: www.krebsinformation.de

Deutsche Atemwegsliga e.V.
Burgstraße 12
33175 Bad Lippspringe
Tel.: 0 52 52-93 36 15
Fax: 0 52 52-93 36 16
Internet: www.atemwegsliga.de

Deutsche Krebsgesellschaft
Hanauer Landstraße 194
60314 Frankfurt am Main
Tel.: 0 69-6 30 09 60
Fax: 0 69-63 00 96 66
Internet: www.info.krebsgesellschaft.de

Buchtipp

Herrmann Delbrück: Lungenkrebs. Rat und Hilfe für Betroffene und Angehörige.
Kohlhammer Verlag, 1999, 276 Seiten, 16,00 Euro.

Dank

Für fachliche Unterstützung danke ich insbesondere den folgenden Damen und Herren:

- Dr. Eberhard Biesinger, Facharzt für Hals-Nasen-Ohren-Erkrankungen in der Gemeinschaftspraxis Traunstein
- Dr. Peter Buggisch, Oberarzt der Leberambulanz der Universitätsklinik Hamburg-Eppendorf
- Dr. Karl-Matthias Deppermann, Oberarzt des Fachkrankenhauses für Lungenheilkunde und Thoraxchirurgie in Berlin-Buch
- Dr. Holger Hein, Leiter des Schlaflabors der Klinik Großhansdorf bei Hamburg
- Dr. Haydar Karatepe, Leiter des Sexualmedizinischen Zentrums in Frankfurt am Main
- Dr. Gabriele Poletajew, Psychologin und Psychotherapeutin in Albstadt
- Prof. Dr. Hartmut Porst, Urologe in Hamburg
- Dr. Frank-Matthias Schaart, Hautarzt in Hamburg
- Prof. Bernd Schmitz-Dräger, leitender Urologe der EuromedClinic in Fürth
- Prof. Hans-Joachim Schmoll, Onkologe an der Universitätsklinik Halle
- Dr. Thomas Stein, ärztlicher Direktor des Diagnostik Zentrums Hamburg
- Prof. Dr. Jürgen Zulley, Leiter des Schlafmedizinischen Instituts der Universität Regensburg
- Dr. Martin Reck, Krankenhaus Großhansdorf, Zentrum für Pulmonologie und Thoraxchirurgie

Geholfen haben auch meine Freundin Tyna Aviszus sowie Bernd Gottwald, Jarka Kubsova, Wolfgang Melcher und Dr. Claudia Piras.

Ohne Dr. phil. Lutz Kinkel wäre dieses Buch nicht entstanden – ihm schulde ich besonderen Dank.